なぜこうなる？心電図

[新装版]

波形の成立メカニズムを考える

時政孝行 編著

蓮尾 博・中田真詩・葉 昌義 共著

九州大学出版会

はじめに

　心電図は最も普及した臨床検査の1つで，心臓病の診断と治療に絶大な威力を発揮します．しかし，心電図の講義・実習はあっという間に終わってしまい，学校を卒業した後も日常業務の大半は異常波形に対応する処置の繰り返しで，その理論はなおざりにされがちです．

　本書は心電図波形の理屈，いわゆる，なぜそのような波形になるのか，その波形を示すわけをしっかり解説するために企画されました．この企画が学生のニーズに合っているかどうかを検証するために，ミニッツペーパーや個別アンケートによりフィードバックされる代表的な意見・感想を吟味してみると，波形の丸暗記に対する不安，その波形になるわけをきっちり解説していない教科書への不満を感じながら，心電図の基礎，機序と症例を渇望している様が垣間見えます．

- 4年生になって不整脈の授業を受け心電図が非常に有効だと感じた．しかし，生理学の授業では基本的な説明をサラッと受けただけなので，今アタマを抱えている．
- 学生のほとんどは波形の特徴を覚えるので精一杯．
- それらしい参考書を買ったが，見間違える波形は多いし，痩せている人と太っている人でも差が出てくると思うので波形の暗記だけでは不安．
- 心電図の本はたくさん出ているし，みんなが持っている「○○生理学」にもそこそこ解説されていた．しかし，わかりにくい記載で，ある程度理解してないと読めないものばかり．
- 心電図の参考書を買ったが，肝心なことが書いてない．
- 機序と症例がほしい．
- 心電図についてモヤモヤした疑問を感じたまま病院実習を始めてしまった．
- 循環器科医レベルが読んでわかりやすい参考書が欲しい．
- 前期研修を終えたが，心電図の基礎についていまさら聞けないと感じている．
- 循環器専門病棟に配属されたので，心電図についてもう一度基礎から勉強したい．

　本書は3つの章で構成されています．第1章が基礎編，第2章と第3章が応用編ですが，本書のコアは第2章です．第2章は8項目（心拍数と調律，P波，PQ時間，QRS波，ST分節，T波，QT時間，U波）に分割され，それぞれの項で正常編と異常編が併記されているため，調べたい項目に直行できます．第3章は疾患別に記述されています．本書を読んでいただければ，病態生理，いわゆる，なぜそのような波形になるのか，その波形を示すわけが習得できると確信しています．本書は医学部2-3年生の入門書的な位置づけですが，研修医やベテラン医師が心電図理論を再確認する目的で読まれても充分楽しんでいただけます．陰性T波のメカニズムに関するM細胞仮説は特にオススメです．本書を活用して患者やその家族に心電図の説明を聞かれたときにクールに決めてください．

　さて，本書を「卒業」して「次」を希望される方のためにひとこと申し上げます．近年心筋イオンチャネルの研究が進み，例えば家族性QT延長症の機序やそれに対する治療薬の選択などが遺伝子レベルで議論される時代

になりました。本書の「次」にそのような方面の参考書を希望される方には電子教科書「続よくわかる心電図」を推薦させていただきます。2011年3月現在のバージョンは3.1。ぜひ一度アクセスしてみてください。

　最後に，原稿作成に協力していただいた久留米大学医学部生理学教室の吉武英子さんと坂本明美さん，編集の段階でお世話になった九州大学出版会編集部長・永山俊二さんと編集部の奥野有希さんに感謝します。

平成23年3月
著者一同

主な参考図書・文献
Noble, D.（1979）The Initiation of the Heartbeat. 2nd ed. Oxford University Press
小沢友紀雄（1989）心電図トレーニング，中外医学社
倉智嘉久（2004）心筋細胞イオンチャネル，文光堂
時政孝行（1999）神経細胞の興奮，pp. 296-317，TEXT 生理学，南山堂
時政孝行（2005）かぶとやまの薬草，新風舎
時政孝行・石松　秀・林　篤正（2007）高齢者医療ハンドブック，九州大学出版会
熊田　衛（1996）循環，pp. 457-562，標準生理学，医学書院
バーチ・ウインザー共著，森谷藤樹・松本進作共訳（1973）臨床心電図学入門，鳳鳴堂書店

目　次

はじめに ……………………………………………………………………………………… i

第1章　心電図とは？ ……………………………………………………………………… 1
1-1　生体電気と心電計 …………………………………………………………………… 1
心電図は電位図の1つ／誘導法／心電計は交流アンプ／Ⅰ−Ⅱ＋Ⅲ＝0の法則／
アイントーフェンの正三角形
1-2　心電図の発生源 ……………………………………………………………………… 6
イオンチャネル／静止電位と活動電位／双極子とは
1-3　刺激伝導系 …………………………………………………………………………… 10
生理的ペースメーカー／人工ペースメーカー
1-4　興奮の伝導 …………………………………………………………………………… 12
興奮伝導速度／なぜ房室結節の伝導は遅いのか／心室壁での興奮伝導メカニズム／
ギャップ結合／コネキソンとコネキシン／房室ブロックとは／脚ブロックとは
1-5　電 気 軸 ……………………………………………………………………………… 15
電気軸とは／電気軸の異常

第2章　心電図の波形とその異常 ………………………………………………………… 19
2-1　心拍数と調律 ………………………………………………………………………… 19
心拍数／調律／呼吸性不整脈／深呼吸負荷／代表的な心拍数と調律の異常──洞性頻脈／
代表的な心拍数と調律の異常──洞性徐脈／代表的な心拍数と調律の異常──心房性期外収縮／
代表的な心拍数と調律の異常──結節性期外収縮／
代表的な心拍数と調律の異常──心室性期外収縮／
代表的な心拍数と調律の異常──多発性心室性期外収縮
2-2　P　波 ………………………………………………………………………………… 25
P波とは／P波の判読とその特徴／記録部位によるP波の変化／
代表的なP波の異常──異所性心房調律／代表的なP波の異常──心房負荷
2-3　PQ時間 ……………………………………………………………………………… 28
PQ時間とは／代表的なPQ時間の異常──PQ時間の短縮（＝WPW症候群）／
WPW症候群をベースにしたリエントリー／
代表的なPQ時間の異常──PQ時間の延長（＝房室ブロック）／
房室ブロック（Ⅰ度）／房室ブロック（Ⅱ度）／完全房室ブロック（Ⅲ度の房室ブロック）／

心房細動を伴った完全房室ブロック

2-4 QRS 波 ··33
QRS 波とは／QRS 波のポイント／代表的な QRS 波異常——高電位／
代表的な QRS 波異常——低電位／代表的な QRS 波異常——移行帯異常

2-5 ST 分節 ··39
ST 分節とは／ST 上昇のメカニズム／ST 低下のメカニズム／
代表的 ST 異常——病的ではない ST 上昇／代表的 ST 異常——病的な ST 低下／
代表的 ST 異常——病的な ST 上昇

2-6 T 波 ··43
T 波とは／陽性 T 波のメカニズム／T 波の平坦化と陰性化／陰性 T 波のメカニズム／
再分極が心内膜側から始まる原因／急性心筋梗塞／陳旧性心筋梗塞／
非 Q 波心筋梗塞（non-Q wave myocardial infarction）／心室瘤（ventricular aneurysm）／
心筋梗塞とまぎらわしい心電図

2-7 QT 時間（QT 間隔）··53
QT 時間とは／補正 QT 時間／活動電位の微分波形／QT 間隔と活動電位の関係／M 細胞仮説／
M 細胞と QT 時間／代表的な QT 時間異常——QT 延長症（LQT, long-QT syndrome）／
薬物性 LQT 症例

2-8 U 波 ··57
U 波とは／代表的な U 波異常——血清 K 濃度異常／低 Ca 血症を伴った低 K 血症例

第 3 章 その他の心電図異常 ··61

3-1 心房細動——心拍数と調律の異常 ····································61
どんな病態／頻脈性心房細動（rapid af）／
徐脈性心房細動（＝慢性化した心房細動のエンドステージ）／心房細動と心房粗動との違い

3-2 洞機能不全症候群——心拍数と調律の異常 ························65
どんな病態／洞機能不全症候群 III 型

3-3 発作性上室性頻脈症——心拍数と調律の異常 ·····················67
どんな病態／PSVT の成因：リエントリー説／リエントリーの意義／PSVT 薬物療法の基本方針／
ATP の作用メカニズム

3-4 心室性頻脈症——心拍数と調律異常 ·································69
どんな病態／心室性頻脈症

3-5 高血圧性心臓病——QRS 波高電位と ST-T 変化 ·················71
どんな病態／ST-T 変化を伴う左室肥大を示した症例

3-6 心囊液貯留——QRS 波低電位 ·······································72
どんな病態／心電図低電位を示した心囊液貯留例

3-7 ジギタリス効果——ST 低下 ···73
ジギタリスとは／ジギタリス効果

3-8 完全左脚ブロック——QRS 波延長 ·································75
どんな病態／診断基準／右脚ブロックと左脚ブロックの波形の違い／
誘導 I の幅広い R 波のメカニズム／大動脈弁逆流症を基礎疾患とする完全左脚ブロック／

人工ペースメーカー植え込み術後の完全左脚ブロック

補遺 1 3 軸基準系による電気軸測定の手順 ……………………………………………… *79*

補遺 2 モニター心電図とホルター心電図 ………………………………………………… *81*

索　引 ………………………………………………………………………………………………… *85*

略 語 集

略　　語	日　本　語	英　　語
af	心房細動	atrial fibrillation
aF	心房粗動	atrial flutter
AMI	急性心筋梗塞	acute myocardial infarction
APC	心房性期外収縮	atrial premature contraction
AR	大動脈弁閉鎖不全症	aortic regurgitation
AS	大動脈弁狭窄症	aortic stenosis
AVB	房室ブロック	atrio ventricular block
BP	血圧	blood pressure
bpm	毎分心拍数	beat per minute
CHD	先天性心臓病	congenital heart disease
CHF	鬱血性心不全	congestive heart failure
CO	心拍出量	cardiac output
COPD	慢性閉塞性肺疾患	chronic obstructive pulmonary disease
CTR	心胸比	cardiothoracic ratio
EF	駆出率	ejection fraction
HHD	高血圧性心臓病	hypertensive heart disease
HR	心拍数	heart rate
IHD	虚血性心臓病	ischemic heart disease
LBBB	左脚ブロック	left bundle branch block
LQT	QT延長	long-QT
LVH	左室肥大	left ventricular hypertrophy
MI	心筋梗塞	myocardial infarction
MR	僧帽弁閉鎖不全症	mital regurgitation
MS	僧帽弁狭窄症	mitral stenosis
NQMI	非Q波心筋梗塞	non-Q wave myocardial infarction
OMI	陳旧性心筋梗塞	old myocardial infarction
PAF	発作性心房細動	paroxysmal atrial fibrillation
PMI	ペースメーカー植え込み	pacemaker implantation
PSVT	発作性上室性頻脈症	paroxysmal supraventricular tachycardia
RBBB	右脚ブロック	right bundle branch block
RHD	リウマチ性心臓病	rheumatic heart disease
RVH	右室肥大	right ventricular hypertrophy
SR	洞調律	sinus rhythm
SSS	洞機能不全症候群	sick sinus syndrome
ST	洞性頻脈	sinus tachycardia
TdP	なし	torsardes de pointes
VF	心室細動	ventricular fibrillation
VPC	心室性期外収縮	ventricular premature contraction
VT	心室頻脈	ventricular tachycardia
WPW	なし	Wolff-Parkinson-White

第1章

心電図とは？

1-1　生体電気と心電計

■心電図は電位図の1つ

人体はそのあちこちで生体電気（正確には生体電流）を発生しています。これを測定したものを電位図（electrogram）と呼びます。EEG（脳波），ECG（心電図），およびEMG（筋電図）は代表的な電位図で，アルファベットの2文字目がそれぞれ，脳の（E = encephalo），心臓の（C = cardio），筋の（M = myo）を意味します。電位図の縦軸は電圧（ボルト）です。

　　EEG　　Electro Encephalogram
　　ECG　　Electro Cardiogram
　　EMG　　Electro Myogram

心臓が電気を発生していることは100年以上前から知られていましたが，それを人体から再現性よく記録できるようになったのはアイントーフェン博士（W. Einthoven, 1860-1927）が初めて弦線電流計 string galvanometer を開発した1903年頃からだとされています。生体電気が弦線を流れると，

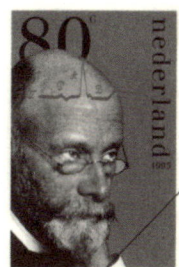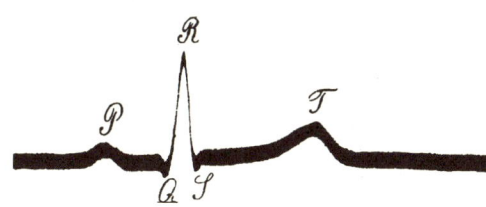

図1-1　心電計の父 W. Einthoven（1860-1927）を記念した切手と世界で最初の心電図

> NOTE
> **-gram と -graphy の違い**
> 心電図，筋電図，脳波以外にも-gramで終わる用語が多数存在します。いずれの場合も-gramを-graphy（或いは-graph）に置き換えても同意語として通用しますが，厳密には，-graphyが診断法の方法論，-graphが診断装置，-gramがその装置により得られた記録を意味します。その他の例としては，angio-，echocardio-，plethysmo-などがあります。

> NOTE
> **弦線電流計　string galvanometer**
> 最初の心電計は弦線電流計で，強力な磁場のなかに弦線（銀メッキを施した細い石英線）を張りました。この中を生体電流が流れるとフレミングの法則により弦線が横に振れます。その振れを顕微鏡で拡大して観察・記録したわけです。最初の心電計はアイントーフェンの手作りで，重さが300 kg以上あったと伝えられています。

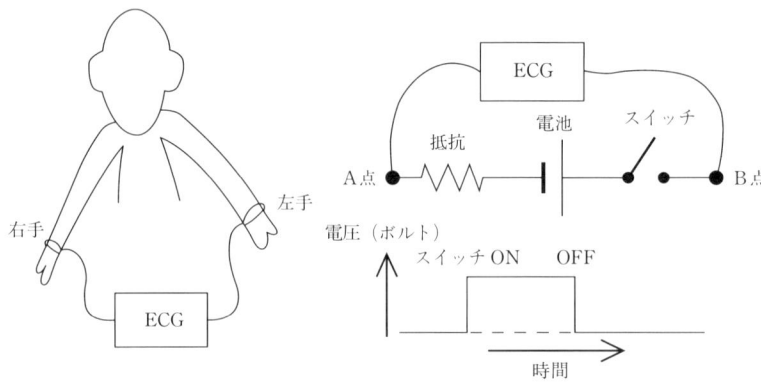

図1-2　心電図の原理

もしそれが磁石の作る磁場中にあれば，弦線は電磁力を受けて動きます。フレミングの法則を思い出して下さい。電磁力は電流の大きさと方向により決まります（フレミングの左手法則）。したがって，弦線の動き（どの方向にどの程度動くか）を測定すれば電流の大きさと方向がわかります。弦線の動きが逆転すれば，それは電流の方向が逆転したことを意味します。アイントーフェン博士は後年ノーベル医学生理学賞を授与されましたが，その弦線電流計が我が国に導入されたのは明治末期の1911年だとされています。

フレミングの法則とは少し違う観点から心電図の原理を説明します。図1-2の右図のように電池（起電力1.5 V）と抵抗とスイッチを組み込んだ回路があり，回路中のA点とB点の間の電圧を測定する場合を想定します。AB両端の電圧はスイッチをONにすると1.5 Vになり，OFFにすると消失します。心臓はその拍動ごとに起電力を発生し，その結果，身体表面の2点（例えば右手と左手）の間に電位差を発生させます。心電図に置き換えると，A点が右手，B点が左手，1.5 Vが心臓の起電力に相当します。実際には心臓の起電力は時間の経過と共に刻々と変化するので，左右手間の電位差も時間の経過と共に変化します。この起電力変化の時間経過を記録したものが心電図です。

■誘導法

標準的な心電図の誘導法は12種類あります。これらは双極誘導と単極誘導に分かれ，後者は単極肢誘導と単極胸部誘導に分かれます。双極誘導が2点間の電位差を測定するのに対して，単極誘導ではある1点の電位を測定します。単極誘導での基準点はWilsonの結合電極とその変法です。

> **双極誘導**
> Ⅰ：右手と左手の間の電位差
> 　（右手から左手に向く起電力をプラスとする）
> Ⅱ：右手と左足の間の電位差

> **NOTE**
> **フレミングの左手法則** Fleming's left hand rule
> 左手の親指を中指，示指のそれぞれに対して直角に開いたとき，中指が電流の向き，示指が磁界の向きだとすると，親指が力（電磁力）の向きを示すという法則です。英語では central finger（中指）＝current（電流），first finger（示指）＝field（磁界），thumb（親指）＝thrust（推力＝磁力）と語呂合わせします。フレミングの法則には左手法則と右手法則（磁界中を移動する導体に誘起される電流の向きに関する法則）がありますが，単にフレミングの法則と言った場合は左手法則です。

（右手から左足に向く起電力をプラスとする）
　Ⅲ：左手と左足の間の電位差
　　　（左手から左足に向く起電力をプラスとする）

単極肢誘導

aVR：左手と左足の結合電極を基準にした場合の右手の電位
aVL：右手と左足の結合電極を基準にした場合の左手の電位
aVF：右手と左手の結合電極を基準にした場合の左足の電位

単極胸部誘導

Wilsonの結合電極を基準にした場合の前胸部誘導点（Ｖ１～Ｖ６）の電位
　Ｖ１：第４肋間胸骨右縁
　Ｖ２：第４肋間胸骨左縁
　Ｖ３：Ｖ２とＶ４の中間点
　Ｖ４：中鎖骨線上の左第５肋間
　Ｖ５：左前腋窩線上でＶ４と同じ高さ
　Ｖ６：左中腋窩線上でＶ４と同じ高さ

　学生全員が納得する心電図実習を紹介します．図１-３上段は標準肢誘導しながら左手のみに力を入れてもらった場合の心電図です．誘導Ⅰと誘導Ⅲに筋電図が混入しましたが，誘導Ⅱはびくともしませんでした．誘導Ⅱは右手と左足から誘導しているからです．ここで学生に誘導Ⅰ，Ⅱ，Ⅲの原理（図１-３下段左の挿絵参照）を再確認させ，その後で「右手のみに力を入れた場合に筋電図が混入しない誘導はどれか」「両手に力を入れるとどうな

> [NOTE]
> **Wilsonの結合電極**
> Wilsonの中心電極とも呼ばれ，右手，左手，左足の電極それぞれに100Ωの抵抗を接続し，これらを結合した電極を意味します．数学的に０電位と見なせることが証明されているため電位の基準として用いられます．Wilsonの中心電極から左手，右手，あるいは左足への接続を解除した電極が手足結合電極です．例えばaVRの場合は左手と左足の結合電極が電位測定の基準になります．

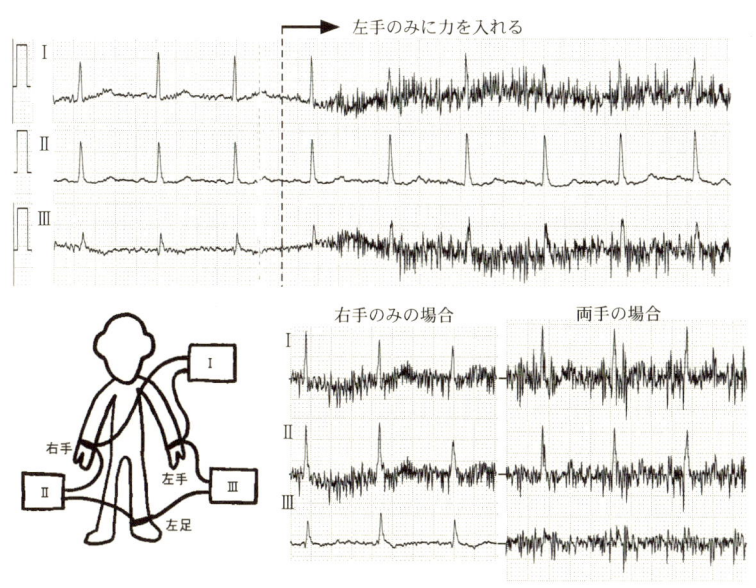

図１-３　筋電図の混入

か」というクイズを解いてもらいます。そして，その後でデモンストレーション（図1-3下段右）すると全員がなるほどと納得します。ちなみに，脳卒中後の痙性麻痺が強い片麻痺患者さんでは図のような筋電図混入が実際に起こります。

■心電計は交流アンプ

生体電気は非常に微弱なので，ミリボルト（mV）単位で判読可能になるまで増幅します。つまり心電計は増幅器（アンプ）です。生体電気を測定するためのアンプには直流アンプと交流アンプがあります。心電計は交流アンプですが，この2つのアンプの違いはどこにあるのでしょうか（図1-4）。

直流アンプでは入力信号の直流成分はそのまま忠実に出力されますが，交流アンプでは完全にカットされます。つまり周波数の非常に低い変化は心電図としては記録できないのです。

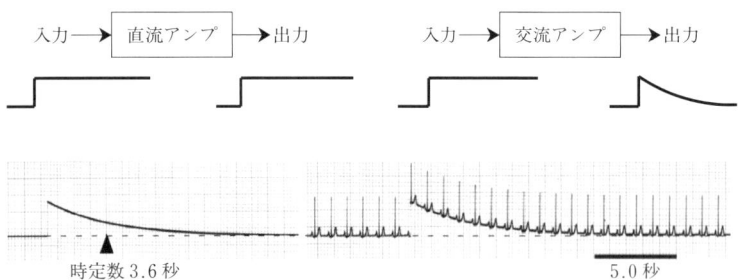

図1-4 直流アンプと交流アンプの違い
上段では入力波形と出力波形の関係を直流アンプの場合（左）と交流アンプの場合（右）とで比較しています。下段左は持続時間の長い校正波形（矢頭の時点が時定数，3.6秒），右は持続時間の長い校正波形とII誘導波形の同時記録です。

■I-II+III＝0の法則

心電図にはいくつかの有名な物理化学の法則が応用されています。すでに説明したフレミングの法則も，今から紹介するキルヒホッフの法則もそれらのうちの1つです。具体的にはどこに応用されているのでしょうか。

心電図の教科書には，四肢誘導の各波形間にはアイントーフェンの法則，II＝I+III，が成立すると記載されていますが，実はアイントーフェンの法則の原理はキルヒホッフの法則なのです。具体的に数式で説明します。

右手，左手，左足の電位をそれぞれRA，LA，LLとします。I誘導は右手の電位を基準にした左手の電位変化なので，左手電位から右手電位を差し引いたLA-RAで表されます。電極の正負で言えば，左手がプラス電極，右手がマイナス電極です。II誘導は右手の電位を基準にした左足の電位変化なので，LL-RAで表されます。電極の正負で言えば，左足がプラス電極，右手がマイナス電極です。III誘導は左手の電位を基準にした左足の電位変化なので，LL-LAで表されます。電極の正負で言えば，左足がプラス電極，

NOTE
直流アンプ型心電計
汎用心電計は交流アンプですが，世の中には直流アンプ型の心電計もあります。しかし，オフセットドリフトの関係から，シールドルームの中でしか使用できないため，ベッドサイドでの使用は非常に困難（というよりむしろ不可能）です。

NOTE
遮断周波数
遮断周波数とは出力の振幅が入力の70％に低下するときの周波数で，次式，

遮断周波数＊時定数＊円周率＝0.5

により計算します。つまり遮断周波数と時定数は反比例の関係にあります。時定数が3.6秒の場合の遮断周波数を計算すると0.044 Hzになります。心電計の時定数は日本工業規格（JIS）により3.2秒以上と決められています。遮断周波数は0.05 Hz，つまり0.05 Hz以下の超低周波交流成分〜直流成分がカットされます。心電図波形は主な波形の周波数が0.05 Hzよりかなり高いのでカットされずに出力されます。時定数が短すぎると心電図波形の低周波成分（P波やT波）の振幅が実際よりも低下してしまいます。心電計と同じ交流アンプである脳波計と筋電計の代表的な時定数と遮断周波数はそれぞれ0.3秒と0.5 Hz，0.03秒と5 Hzです。

左手がマイナス電極です。以上をまとめると,

Ⅰ＝LA－RA ── 式1
Ⅱ＝LL－RA ── 式2
Ⅲ＝LL－LA ── 式3

となり，式1と式3を式2に代入すると,

Ⅱ＝LL－RA＝（Ⅲ＋LA）－（LA－Ⅰ）＝Ⅰ＋Ⅲ

すなわち

Ⅰ－Ⅱ＋Ⅲ＝0 ── 式4

が得られます。式4がアイントーフェンの法則です。

次はキルヒホッフの法則です。この法則は閉鎖回路を流れる電流に関する法則でしたね。まず右手，左手，左足を3本の導線で結んだ回路を考えます。この回路を閉鎖回路にするためには，Ⅱ誘導の定義を，左足の電位を基準にした右手の電位変化（電極の正負で言えば，右手がプラス電極で左足がマイナス電極）に変更しなければなりません。以上をまとめると,

Ⅰ＝LA－RA ── 式1
Ⅱ＝RA－LL ── 式5
Ⅲ＝LL－LA ── 式3

となり，式1と式3を式5に代入すると,

Ⅱ＝RA－LL＝（LA－Ⅰ）－（Ⅲ＋LA）＝－（Ⅰ＋Ⅲ）

すなわち,

Ⅰ＋Ⅱ＋Ⅲ＝0 ── 式6

が得られます。式6がキルヒホッフの法則です。以上からアイントーフェンの法則とキルヒホッフの法則は，Ⅱ誘導の電極の正負が逆なだけで，実は同じ法則だとわかります。

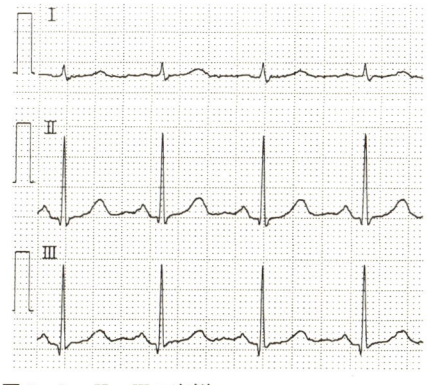
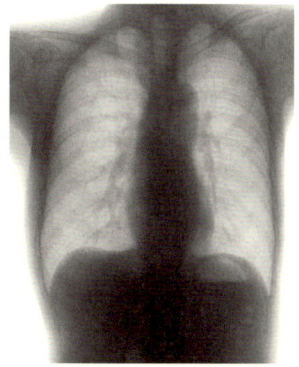

図1-5　Ⅱ＝Ⅲの実例

心電図を見るとⅡとⅢが非常に似ていることがわかります。キルヒホッフの法則を応用すると，Ⅰが非常に小さい（もしかしたらゼロかも知れない）と予想されます。では実際のⅠはどうでしょうか。Ⅰを見ると確かにゼロに近いですね。ここまで1秒かかりません。これがキルヒホッフの法則の使いやすさです。胸部X線写真では水滴状の心陰影（滴状心）です。

アイントーフェンの法則は非常に使い勝手がよく，例えばⅡ＝Ⅲの場合，たちどころにⅠ＝0が得られます（図1-5）。

■アイントーフェンの正三角形

学生全員が納得する心電図実習をもう1つ紹介します。標準肢誘導の電極は左右手首と左足首に装着しますが，これを両腕と左脚のつけ根に変更するとどうなるかをしらべる形式の実習テーマにします。答えは「変化なし」です。この両腕と左脚のつけ根を結んでできる三角形を正三角形におきかえ，その重心に心臓があると仮定したものがアイントーフェンの正三角形です。

1-2　心電図の発生源

正常な心臓ポンプ機能は心筋細胞の正常な電気的活動，すなわち洞結節細胞の規則的な興奮，および興奮の心房筋・心室筋への伝導（伝搬）に依存しています。心筋電気的活動は体表面心電図により記録可能ですが，その発生源は個々の細胞の活動電位とその伝導です。興奮伝導の発生源はギャップ結合です。心筋活動電位は脱分極性の内向き電流（Na電流とCa電流）と再分極性の外向きK電流により発生しますが，これらの電流はそれぞれのイオンチャネルの活性化・不活性化により生じます。活動電位の波形は心臓の各領域でかなり異なります。これは波形（＝電位変化）に関連するイオンチャネルの遺伝子の量，チャネルタンパクの生産量，チャネル電流の性質のいずれか（あるいはそのすべて）が異なるためです。そして，これらの違いが心臓における一方向性の興奮伝導と調律を生み出します。例えば，心房筋，プルキンエ線維，心室筋では活動電位立ち上がり期（急速脱分極期）は急峻で電位ゲート型Naチャネルの機能を反映します。イオンチャネルの性質や発現量が変化すれば，活動電位波形の変化，同期性，あるいは伝導が変化し，その結果，致死的不整脈のリスクが高まります。リスクは遺伝子の先天性，あるいは後天性異常により高まります。したがって，正常な心臓リズムの発生と維持に関与する分子レベル，細胞レベル，臓器レベルのメカニズムの解明が非常に注目されています。心臓興奮は洞結節で生まれ心房筋に伝導し，直ちに房室結節に到達します。興奮は房室結節での伝導遅延の後，プルキンエ線維を心尖部，さらに心基部まで一気に伝導します。それぞれの領域では興奮が発生した後は不応期に入ります。不応期から醒めるまでは再興奮できません。

■イオンチャネル

心電図は心臓で発生する生体電気を体表面に置いた電極で検出したものですが，その発生源は個々の心筋細胞の活動電位です。その活動電位の発生源は

静止電位で，静止電位と活動電位の発生源はイオンチャネル電流です。心電図にはもう1つ発生源があり，それが後述する双極子（dipole）です。したがって，心電図の発生源は静止電位，活動電位，双極子の3つ，或いはイオンチャネル電流と双極子の2つだといえます。

心電図の発生源
1）静止電位（その発生源はイオンチャネル電流）
2）活動電位（その発生源はイオンチャネル電流）
3）双極子（その発生源は活動電位の伝導）

イオンチャネルは100～3,000個のアミノ酸から成るタンパク質で，刺激に応じて開閉します。チャネルが開くとイオンが流れ，閉じると流れが止まります。一般的に物質の流れを流束（フラックス，flux）と呼びます。イオンの流れも流束です。特殊な実験装置と実験方法を使えばイオン流束を「イオン電流」として直接，しかもリアルタイムで測定できます。実験方法は膜電位固定法（voltage-clamp）と呼ばれます。アイソトープを使用する方法もありますがリアルタイムには測れません。

心電図のQT時間が延長する病態（QT延長症）はその病因から先天性と後天性に分けられます。約10年前に先天性QT延長症の原因遺伝子が発見され，遺伝子産物がイオンチャネルであると認定されて以来，QT延長症を含めて不整脈の診断と治療はイオンチャネルの知識なしには論じられなくなりました。

> [!NOTE]
> **ポリペプチド** polypeptide
> 生化学では構成アミノ酸の数にしたがって，10程度までをオリゴペプチド，10以上のものをポリペプチド，80以上のものをタンパク質と呼ぶ慣わしのようです。しかし，イオンチャネル学ではアミノ酸数が2,000程度でもポリペプチドと呼ばれます。

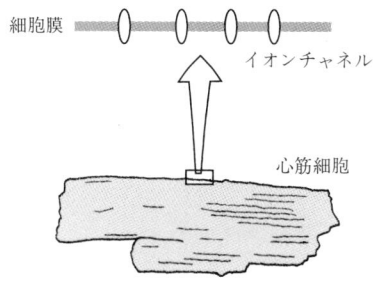

図1-6　心筋とイオンチャネルの模式図

■静止電位と活動電位
図1-7に心室筋細胞の静止電位と活動電位を示します。静止電位は－90 mVです。活動電位は5つの時期（相phaseとも呼びます）に分かれます。

第4相　静止電位期（－90 mV）
第0相　急速脱分極期
第1相　第0相から第2相に移行する直前に切れ込み（ノッチ，notch）が生じる時期（細胞によりばらつきが大）

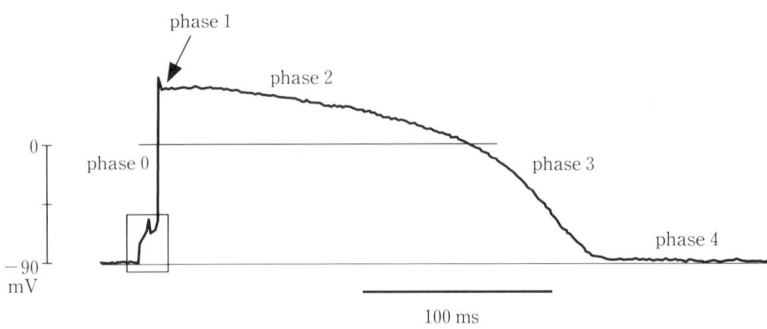

図 1-7　心室筋の静止電位と活動電位
培養イヌ心室筋細胞から得られた実験結果です。記録方法は微小電極法，灌流液中の K 濃度は 4.7 mM，灌流液の温度は 36℃ です。四角で囲んだ部分は人工的脱分極（電気緊張電位）が Na チャネルを活性化した瞬間です。脱分極の定義は以下の通りです。

興奮性細胞は細胞外を基準（アース，すなわち絶対ゼロ電位）にすると細胞内は電気的にマイナスです。これを細胞膜の電気的な分極状態（略して分極，polarization）と呼びます。分極の度合いが減少することを分極状態から脱するという意味で脱分極（de-polarization），増大することを過度に分極するという意味で過分極（hyper-polarization），一度生じた脱分極が回復することを再び分極するという意味で再分極（re-polarization）と定義します。

第 2 相　プラトー期
第 3 相　再分極期

■双極子とは

双極子も心電図の発生源です。双極子を理解すると，心電図波形を直感的に考えることができるようになります。したがって，初心者より上級者にとって非常に重要な課題だといえます。心電図の初心者は双極子の説明をとりあえずパスされてかまいません。

まず 1 本の細長い心筋線維上を興奮（＝活動電位）が伝導する状態を考えます。心筋線維の左端から始まった興奮が線維の半分まで到達したと仮定してください。興奮部では線維が脱分極し電流が細胞外から細胞内に流れ込みます。ここが電流の吸点です。

未興奮部は分極状態が保たれ，その細胞外電位は興奮部よりも高電位になり，心筋線維の周囲（容積導体）を未興奮部から興奮部へ流れる電流の場が形成されます。このような未興奮部が電流の湧点です。この時点で容積導体に発生する電位分布を模式的に示すと図 1-8 のようになります。

電流密度は未興奮部と興奮部の境の所で最大になります。この様子は興奮部と未興奮部の境目に正負の極が接して存在する電気的二重層（電磁気学でいう双極子）が発生したのと同じ状態となり，心筋線維上の興奮の進行は双極子が進行することと等価と考えることができます。心電図では心ベクトルという用語が登場しますが，双極子に当てはめるとベクトルはマイナス（興奮部）からプラス（未興奮部）に向かいます。

NOTE
Silvio Weidmann（1921-2005）
ワイドマン博士は心筋電気生理学の開祖として知られています。Journal of Physiology 誌が最近，博士の業績を讃えた特集記事を発表しました（J Physiol 570, 431-432, 2006）。博士はベルン大学で博士号を取得した後，1948 年から 50 年まで，ケンブリッジ大学生理学教室のホジキン（A. L. Hodgkin）研究室に留学し，ヤリイカ神経軸索の膜電位固定実験に参加しました。記事には，博士が後年，世界で初めて記録したイヌ心室筋の活動電位が添えられています。

NOTE
心ベクトル
心臓に発生する起電力を表現する用語で，図示する際には矢印を用います。矢印の長さと方向は，それぞれ，起電力の大きさと極性に相当します。厳密には，ある瞬間の起電力を瞬間ベクトル，ある期間の起電力を平均ベクトルとして区別します。

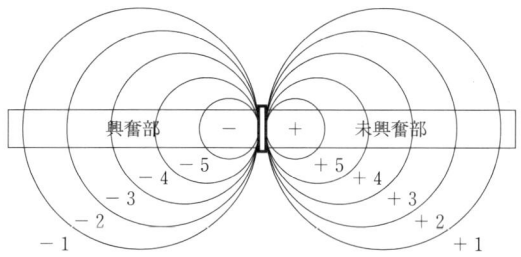

図1-8　心筋線維の双極子
図の中央が興奮部と未興奮部の境界面です。心筋線維の周囲では未興奮部から興奮部に向かって電流が流れるので未興奮部がプラス，興奮部がマイナスです。細胞内では興奮部から未興奮部に電流が流れます。いわゆる「局所電流」の理論ですが，これに関しては『TEXT 生理学』（南山堂）の第13章（神経細胞の興奮）をご覧ください。細胞内と細胞外では電流の流れる方向が逆になることが理解できると思います。

STEP UP
A Primer of Electrocardiography

本著はバーチ博士（G. E. Burch）とウインザー博士（T. W. Winsor）の共著による心電図学の古典です。訳本は『臨床心電図学入門』として鳳鳴堂書店から出版されました（森谷藤樹・松本進作共訳, 1961年初版, 1973年改訂3刷）。心電図の基礎が明快に述べられています。図1-9は第1章に登場する双極子の解説図です。

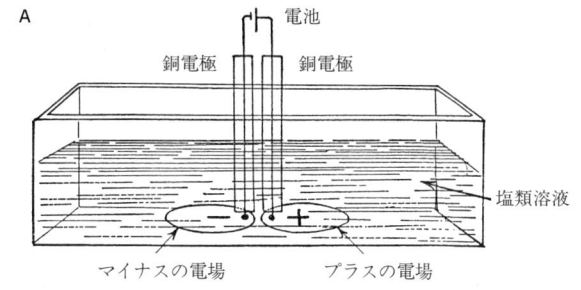

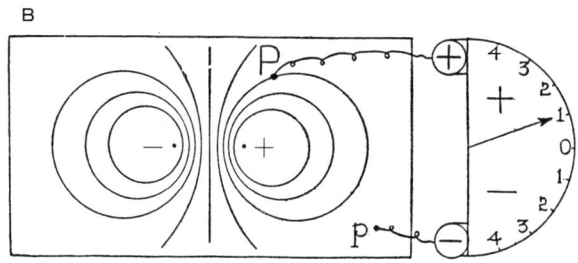

図1-9　容積導体中の双極子
電池と一対の銅電極を持つ容積導体中で，平面上にプラスとマイナスの電場が生じます（A）。電線は末端を除き深く容積導体中に挿入したと仮定します。BはAを下から見た容積導体と銅プラス極および銅マイナス極の先端を描いています。不関電極pと探索電極（関電極）Pに接続した電流計で電極付近の電場を作図できます。

1-3 刺激伝導系

■生理的ペースメーカー

心臓には自動能があり、自ら興奮し、その結果、自ら拍動することができます。引き金となる電気現象は洞結節に発生し、まず結節周囲の心房筋を興奮させます。1つの細胞の興奮は、それ自身が新たな刺激となりさらに隣の細胞を興奮させます。これを繰り返しながら、洞結節を出発した興奮はついに房室結節に伝わり、ヒス束・プルキンエ線維を経て心室筋に伝えられます。以上のようなシステムが刺激伝導系で、図1-10にその解剖学、図1-11にその電気生理学を模式的に示します。

洞結節は上大静脈開口部付近の右心房壁にある特殊心筋線維の束（太さ約5 mm、長さ約20 mm）です。結節中心部を占める、小型でミオフィラメントをほとんど含まない細胞群（約5,000個と推定されています）が最も高頻度で歩調取りを行う「真の歩調取り」だと考えられています。

房室結節はラグビーボール形（長軸約5 mm、短軸約2 mm）の組織で、心房と心室の間の唯一の電気的連絡路です。田原淳（1873-1952）により発見されたので「田原の結節」と呼びます。非常に細い筋繊維から構成される網目状の組織で、一方の端には心房筋繊維が流れ込み、他端は細い茎のような長さ約20 mmの繊維束（ヒス束）を形成して心室の上面に達します。ヒス束の末梢端は心室中隔に跨るように二分し右脚と左脚を形成しながら心尖部に向けて心室中隔の表面を下降し、心内膜面を走る繊細な網目状組織（プルキンエ線維）に連なります。

> **NOTE**
> **歩調取り電位の臨床薬理学**
> 最近、洞結節歩調取り電位に対する選択的阻害薬が開発されて、虚血性心臓病の治療薬として非常に有望視されています。クロニジン（α2受容体アゴニスト）に似た化学構造を持つ新薬群（ZD 7288など）とベラパミール（カルシウム拮抗薬）に似た化学構造を持つ新薬群（zatebradine, ivabradineなど）に分類されます。これらは徐脈薬（bradycardic agent）と呼ばれています。

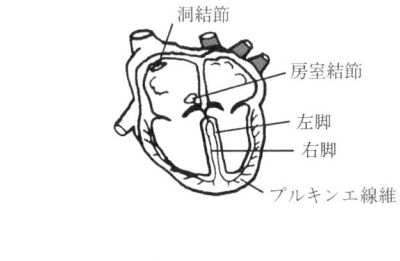

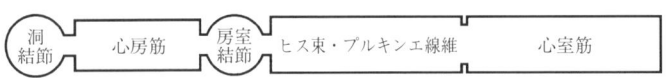

図1-10　刺激伝導系の模式図

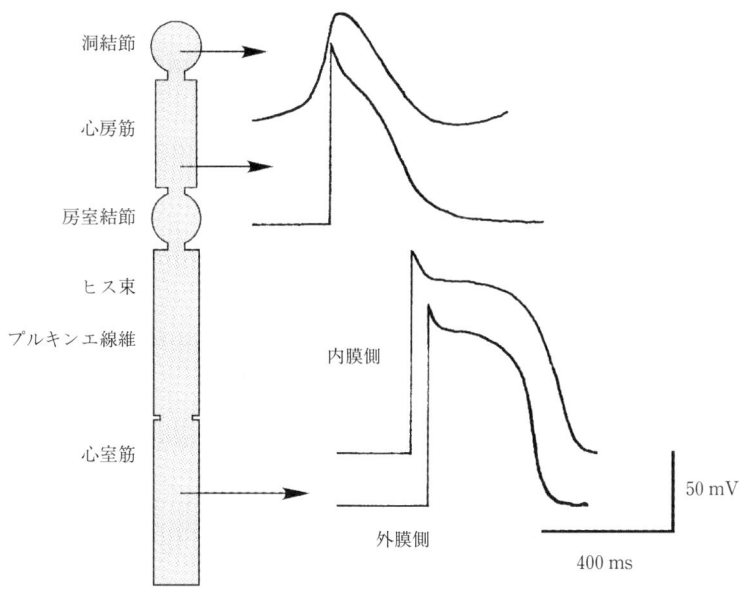

図 1-11　洞結節の活動電位
左側に刺激伝導系の構成，右側に活動電位を示しています。心房筋の興奮開始から心室筋の興奮開始までの時間が心電図 PQ 時間（正常範囲の上限は 0.2 秒）に相当しますが，この時間の約 7 割は興奮が房室結節を通過するのに費やされます。

■人工ペースメーカー

心臓は規則正しく拍動し体中に血液を循環させるポンプですが，収縮部隊（筋肉）と収縮に規則正しさを与えるための指揮命令系統（刺激伝導系）を持っています。通常は洞結節が毎分 60～70 回の頻度で命令しますが，洞結節の機能が損なわれると房室結節がピンチヒッターとして命令し始めます。命令頻度は毎分 40～50 回に下がります。もし何らかの原因で房室結節の機能も損なわれてしまうと，最後の切り札として下位の組織（ヒス束～心室筋）が歩調取りを開始します。最も重要なポイントはその頻度が毎分 20～40 回にまで低下することで，これは非常事態です。このような事態に「お助けマン」として適応されるのがペースメーカーです。

人工臓器としての「ペースメーカー」は正確には「人工ペースメーカー」と表記すべきです。しかし，混乱を招く恐れの少ない状況下では簡便のため「ペースメーカー」＝「人工ペースメーカー」として用います。

NOTE

刺激伝導系の発見に貢献した主な科学者

田原淳（1873-1952）1906 年に房室結節に関する論文を発表。
Wilhelm His Jr.（1863-1934）スイスの医師。1893 年にヒス束に関する論文を発表。
Martin Flack（1882-1931）イギリスの生理学者。1907 年に洞結節を発見。
Sir Arthur Keith（1866-1955）イギリスの解剖学者。フラックと共に洞結節を発見。
Johannes E. Purkinje（1787-1869）ボヘミアの解剖・生理学者。

1-4 興奮の伝導

■興奮伝導速度

洞結節が活動電位（興奮）を発生させると，その興奮は隣接する心房筋を興奮させ，それがまた隣の心房筋を興奮させ，といった具合に興奮は次々と伝導（伝搬）します。興奮伝導の最大の特徴はそのスピードが部位・組織で大きく異なり，房室結節で最も遅く（0.05 m/s），プルキンエ繊維で最も速い（4 m/s）ことです。その差は実に80倍にも達します（図1-12）。

房室結節での伝導速度が遅いために興奮が結節を通過し終わるのに時間がかかります（伝導遅延）。しかし，興奮が一旦房室結節を通過すると，ヒス束・プルキンエ線維系での伝導速度が非常に速いので，一気に心室筋の興奮が始まります。この「伝導遅延」は，右心房と左心房が十分に血液を送り出した頃を見計らって一気に心室筋を収縮させるためには必要不可欠なメカニズムです。さらにこの伝導遅延にはむやみに心房の興奮を心室に伝導させないための安全弁的な働きもあります。

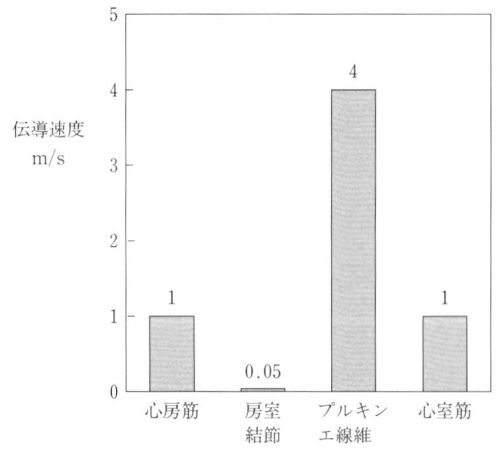

図1-12 伝導速度
左から心房筋，房室結節，プルキンエ線維，心室筋の伝導速度を示しています。房室結節の伝導速度は0.2 m/s程度だとする実験結果もあります。

■なぜ房室結節の伝導は遅いのか

主に3つの理由があります。1つ目は解剖学的な理由。無髄神経での研究で「伝導速度は軸索の太さの平方根に比例する」という重要な結論が得られています。この考え方を応用すると房室結節細胞が細いから遅いのではないか

と推測されます。事実，房室結節細胞の太さは約 4 μm で，プルキンエ繊維の太さ（最大で 100 μm）の 10 ％以下です。2 つ目の理由は細胞間結合（ギャップ結合と呼びますが，詳しくは後述します）の強さに関係します。結合の強さは無髄神経の場合の細胞内抵抗に相当します。作業心筋に比較すると房室結節での細胞間結合は非常に弱い（抵抗が高い）ことがわかっています。最後の理由は房室結節細胞の活動電位が作業心筋の活動電位のように素早く大きく立ち上がらないことと密接に関係します。これは房室結節では膜電位が浅いために，Na チャネルの何割かが常に不活性化されている上に，活動電位が主に Ca チャネルの活性化により立ち上がるためです。

■心室壁での興奮伝導メカニズム

左心室壁の一部を切り取って拡大した模式図を図 1-13 に示します。プルキンエ線維は心内膜の直下を走行するので，プルキンエ細胞の興奮は，まず，心内膜側の心室筋細胞に伝わり，それから心室壁を直角に貫くように伝導して心外膜側の心室筋細胞を興奮させます。細胞と細胞はギャップ結合（gap junction）と呼ばれる構造で連結されていますが，結合様式が主として細胞の長軸方向（心室筋細胞の両端方向）であるため，興奮は心室壁を直角に貫く方向に伝導されます。ギャップ結合は電気抵抗が低いので，多数の心筋細胞の連なり（図 1-13 では上中下段とも 5 個ずつ）はそれぞれが 1 つの細長い細胞と等価であると考えて差し支えありません。

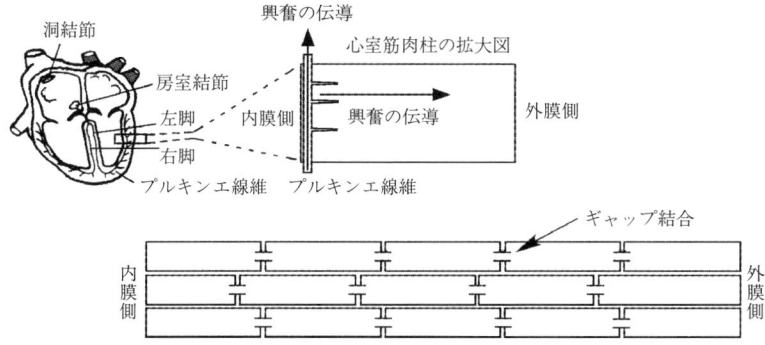

図 1-13　心室内伝導
実際の結合様式は主として長軸方向なので，短軸方向のギャップ結合は省略しました。

■ギャップ結合

ギャップ結合とは心筋細胞膜に組み込まれたコネキシンと隣の細胞のコネキシンが連結した構造です（図 1-14）。ギャップ結合は電子顕微鏡レベルではインターカレイテッドディスク（ID, intercalated disc）という構造として観察されます。

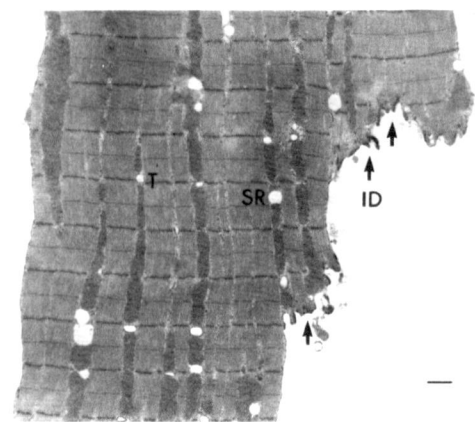

図 1-14　電子顕微鏡で観察した心室筋 ID
倍率 6,400 倍（右下のスケールは 1 μm）で観察したイヌ心室筋の ID です。T と SR はそれぞれ T 管，筋小胞体を意味します。
出典：Sakai et al., Circ Res 64, 1989, pp. 203-212

■コネキソンとコネキシン

コネキソンはコネキシンの集合体でその中央に直径約 1.5 nm の孔を持ち，イオンはもちろん低分子量（約 1,000 以下）の物質も通すことができます。細胞内カルシウム濃度や pH によって開閉が調節されています。カルシウム濃度の上昇や pH の低下（水素イオンの増加）により閉鎖します。ギャップ結合の発現量が低下する，あるいは機能が低下すると細胞間抵抗が上がり細胞間結合が弱くなるために活動電位の伝導速度が低下します。

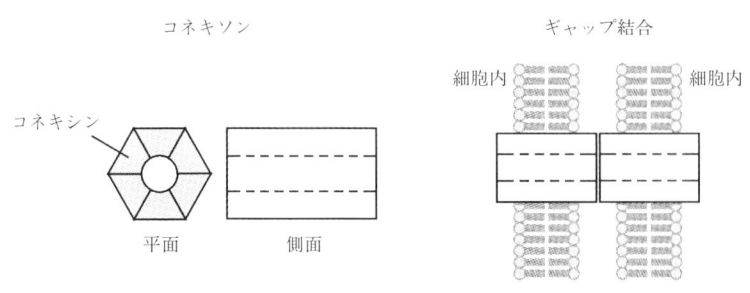

図 1-15　コネキシン，コネキソン，ギャップ結合

■房室ブロックとは

活動電位の伝導が途絶する病態を伝導ブロックと呼びます。房室結節は伝導ブロックの好発部位ですが，なぜでしょうか。房室結節での伝導が遅い理由と密接に関係しますので，もう一度整理してみます。房室ブロックの症例は第 2 章で検証します。

1) 解剖学的な理由としては，細胞の細さ，ギャップ結合の少なさなどが挙げられますが，房室結節細胞からヒス束への移行部で細胞の大きさが急激に変化することも見逃せません。一般的に小さな細胞から大きな細胞への継ぎ目でブロックが好発しますが，これは大きな細胞は表面積が広いので，小さな細胞から流れ込んだ電流の密度が急に低下してしまうからです。

2) 生理学的な理由としては，膜電位の浅さ，Naチャネルの不活性化，Caチャネル主体の活動電位立ち上がり，活動電位振幅の小ささなどが挙げられますが，Naチャネルの発現密度も重要です。これにはランビエ絞輪での知見が参考になります。有髄神経では有名な跳躍伝導（跳び跳び伝導）が起きますが，伝導に必要なNaチャネルとKチャネルは髄鞘の切れ目であるランビエ絞輪部に集中して発現しています。髄鞘に覆われた軸索表面に発現しても意味がないという観点からは実に合理的です。細胞内骨格の働きでイオンチャネルが集合すると解釈されていますが，房室結節・ヒス束移行部でも同様の現象が起こっているのかも知れません。

3) 最も重要なポイントとしては，作業心筋でも炎症や虚血などの結果，房室結節と同様の条件が整えばいつでも遅い伝導が生じ，伝導ブロックのリスクが高くなる可能性があるということです。

■脚ブロックとは

ヒス束・プルキンエ線維は右脚，左脚前枝，左脚後枝を形成しています。これらのいずれかの部位で伝導障害が生じた病態が脚ブロックです。発生頻度からいえば右脚ブロックが圧倒的多数派ですが，器質的な心臓病がない場合にも出現し，診断しても治療対象外です。一方，左脚ブロックは非常に稀ですが，器質的な心臓病を基礎に発症する場合があるため，診断後の対応には注意が必要です。また，最近は人工ペースメーカー植え込み術が盛んに行われますが，人工ペースメーカー植え込み症例の心電図は原則的に左脚ブロックなので，その意味では左脚ブロックの病態生理はしっかり押さえていなければなりません。脚ブロックの症例は第3章で吟味しますが，その影響はQRS波，ST分節，T波，電気軸など多岐に及びます。

1-5 電気軸

■電気軸とは

一言でいえば，先に説明した心ベクトルの傾きです。図示すると図1-16の角度（θ）です。正常では+90度から-30度の範囲にあります（図1-17）。心臓の形態とある程度の相関があり，立位心では+90度，横位心では0度

から−30度を示す傾向があります（図1-18）。電気軸の求め方は補遺1として巻末にまとめました。

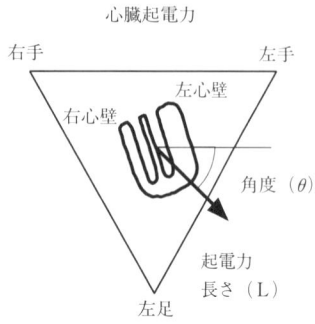
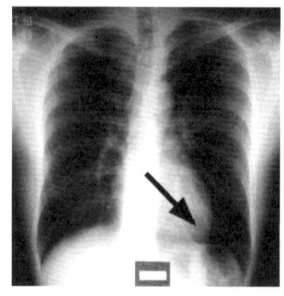

図1-16　電気軸
図左が電気軸アイントーフェン正三角形との関係，右が電気軸と心陰影との関係。

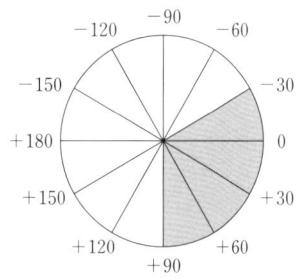

軸偏位の名称	電気軸の範囲
正常範囲	−30〜＋90
左軸偏位	−30〜−90
右軸偏位	＋90〜＋180
極端な左軸偏位	−90〜−180（＋180）

図1-17　軸偏位
左図の網掛け部分が正常範囲，右は各種軸異常の定義。極端な左軸変異は非常に稀なため，英語の教科書では「no man's land」と表記される場合もあります。無人の荒野という意味です。

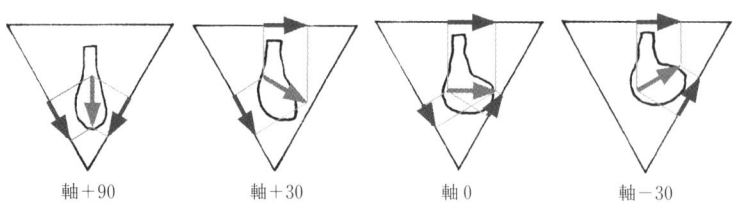

図1-18　代表的な心臓形態と電気軸の相関
軸＋90度を示す代表例は20歳前後の痩せ型男性，軸0度〜−30度を示す代表例は中高年の肥満者，および妊婦です。

■電気軸の異常

最も説得力のある電気軸異常は右胸心，あるいは内臓逆転症です（図1-19）。電気軸は右軸偏位を示しますが，最も特徴的な心電図異常は誘導Iに

認められます（図1-19）。すなわち，正常な誘導Ⅰ波形をあたかも上下反転させたような波形が記録されます。図1-20に示すように胸部誘導も特徴的です。左側（V5，V6）で非常に小さな波形しか記録できないのに，右側（V5R，V6R）で大きな波形が記録できます。

　右胸心や内臓逆転症はきわめて稀な疾患ですが，学生実習では右手と左手の電極を入れ替えることで簡単にデモンストレーションできます。正しい誘導Ⅰと，左右の電極を入れ替えて記録した誘導Ⅰをサイドバイサイドで見比べさせても構いませんが，手鏡を用いて上下反転していることを確認させると全員が納得します。実際問題として，春に新卒の医師・看護師を迎え入れた医療機関では頻繁に「ニセ右胸心」が発生します。冷静に電極装着ミスを指摘すると，あなたの株がぐんと上がることは間違いありません。

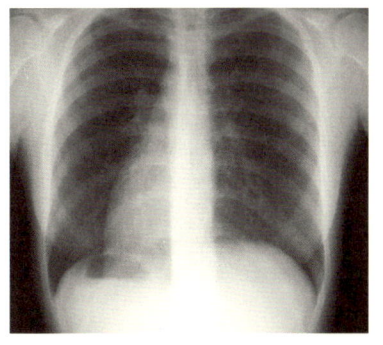
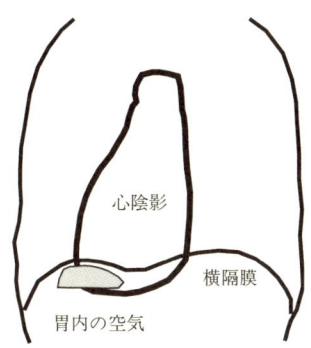
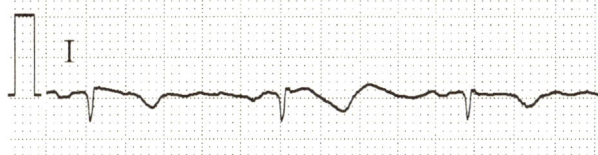

図1-19　右胸心症例の胸部X線写真，そのスケッチと心電図誘導Ⅰ
この症例は単なる右胸心ではなくて内臓逆転症です。その証拠に胃内の空気像が右側に認められます。心電図誘導Ⅰは正常波形とは完全に上下逆転しています。あたかも両手電極の装着ミスのようです。

NOTE
カルタゲナー症候群
1933年にスイスの医師カルタゲナーにより報告された疾患単位（副鼻腔炎，気管支拡張症，内臓逆転症，精子不動症）で，線毛や鞭毛の運動障害が原因で症状・徴候が出現します。分子レベルでの異常としてはキネシン（分子モーター）が注目されています。

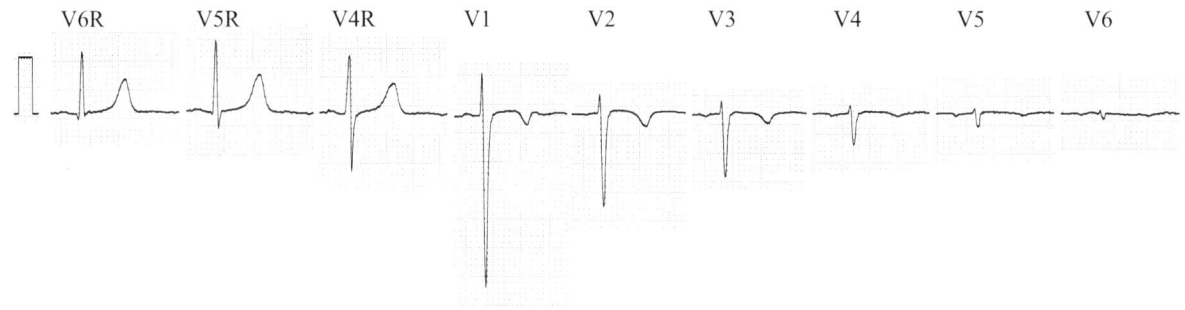

図1-20 右胸心症例の胸部誘導波形
胸部誘導用電極を，前胸部正中線をはさんで通常の位置とは左右対称の位置に装着する誘導法があります。V5に対してはV5R，V6に対してはV6Rなどと表記して区別します。V1の場合はV1Rですが，V1とV2はもともとが左右対称の位置関係なので，V1RはV2，V2RはV1の関係にあります。右胸心ではV5やV6の波形が非常に小さいのに対して，V5RやV6Rの波形が正常に近いのが特徴です。

第 2 章

心電図の波形とその異常

2-1 心拍数と調律

■心拍数
心拍数とは 1 分間の心拍動数（単位は bpm）で，50 bpm 以下を徐脈，100 bpm 以上を頻脈と呼びます。心拍数が 130 bpm 以下の場合，心拍数と脈拍数は同数ですが，それ以上の高度頻拍，あるいは大脈と小脈が多発する期外収縮など脈拍欠損が生じる場合には心拍数＞脈拍数の関係になります。

■調律
正常では自動能の最も高い（毎分 60～70 回）洞結節が心拍数を決定します。P 波と，それに続く QRS 波および T 波がセットになって規則正しく発生していることを確認することで，洞結節がきちんと働いているかどうか，つまり洞調律かどうかを判断します。

■呼吸性不整脈
自律神経系は心臓の働きを常にモニターしています。モニター情報は延髄に送られ，そこで統合されて心臓に指令としてフィードバックされます（図 2-1）。アセチルコリンとノルアドレナリンがフィードバックの伝令役を務めますが，心機能はアセチルコリンが働くと抑制され，ノルアドレナリンが働くと促進されます。コントロールの代表例が呼吸性不整脈です。病的な不整脈と区別するために生理的不整脈とも呼びます。図 2-2 上段に健常者の安静時心電図とそれらの RR 間隔（単位は ms），下段に RR 間隔のトレンドグラフを示します。

■深呼吸負荷
呼吸性不整脈は深呼吸負荷により顕著になります。図 2-3 は生理学実習中に記録された被験者（＝実習生）の心電図です。実習生に深呼吸をしてもらいました。図はそれぞれ深呼気，深吸気，深呼気の場面に相当します。3 ヵ

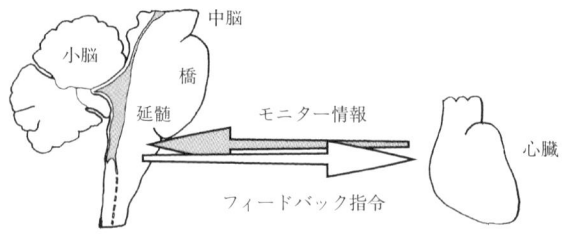

図 2-1　延髄による心機能調節
左側が延髄の模式図です。モニター情報（知覚情報）は主として迷走神経により運ばれます。フィードバック指令（自律系遠心情報）は迷走神経と交感神経により運ばれます。
出典：時政孝行編著『高齢者医療ハンドブック』2007 年，九州大学出版会，p.33

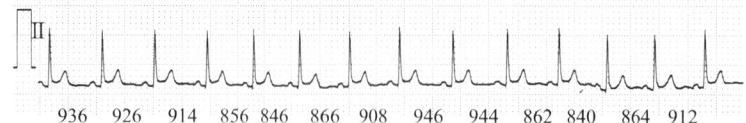

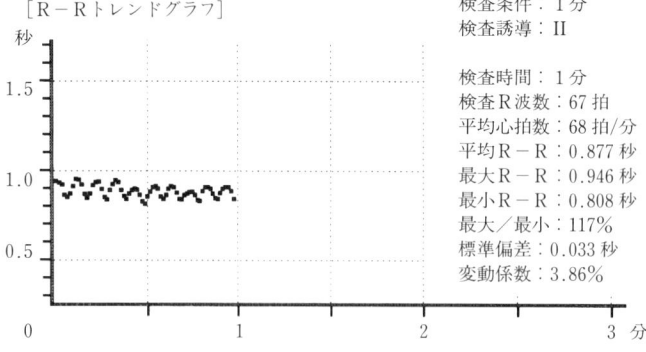

検査条件：1 分
検査誘導：II

検査時間：1 分
検査R波数：67 拍
平均心拍数：68 拍/分
平均R-R：0.877 秒
最大R-R：0.946 秒
最小R-R：0.808 秒
最大／最小：117%
標準偏差：0.033 秒
変動係数：3.86%

図 2-2　心疾患のない症例における RR 間隔の変動
安静時呼吸によるリズミカルな RR 間隔の変動が観察されました。サンプル記録上では RR 間隔は最小 840 ms から最大 946 ms までばらつきました。トレンドグラフの右に記入された測定結果の内，変動係数とは RR 間隔の変動係数の意味で，次式，変動係数＝（標準偏差／RR 間隔平均値）＊100，から計算します。最近の心電計には変動係数の自動測定機能があるので計算機は不要です。この症例の変動係数は約 4 ％でした。

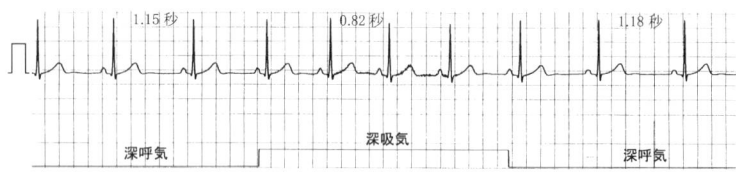

図 2-3　深呼吸負荷時の呼吸性不整脈（誘導 II）
深呼気から深吸気，さらに深呼気と移行した場合の実習記録です。上段が心電図と 3 ヵ所で実測した RR 間隔，下段が深吸気の持続時間を示すマーカーです。吸気開始から 1 秒以内に RR 間隔が変化することがわかります。

所にRR間隔の実測値を記入していますが，吸気時に脈が速くなることがわかります。

呼吸性不整脈には右心房壁にある圧受容器（伸展受容器）が関係します（図2-4）。この受容器は静脈還流量を常にモニターしていますが，吸気時には静脈環流量が増加するので伸展受容器が刺激されます。この情報は迷走神経（求心性の知覚枝）を介して延髄孤束核に送られ，孤束核ニューロンを興奮させます。これが吻側延髄腹外側核を介して迷走神経（遠心性の運動枝）を抑制するため洞結節に対する迷走神経の抑制効果が抑制（あるいは解除）され，その結果，心拍数が増加します。

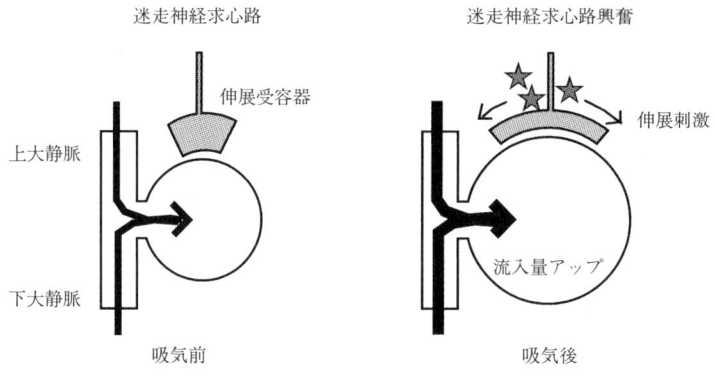

図 2-4　呼吸性不整脈の神経メカニズム
吸気時には静脈環流量が増加するので右心房壁が引き伸ばされ，その結果，伸展受容器が刺激されます。迷走神経の信号は求心性で，延髄の孤束核に送られます。

■代表的な心拍数と調律の異常──洞性頻脈

洞性頻脈とは洞調律で心拍数が100 bpm以上の不整脈です（図2-5）。病態生理としては洞結節の歩調取り細胞が1分間に100回以上（規則正しく）興奮し，そのすべてが房室結節を通過して心室筋を興奮させる状態です。発熱，貧血，心不全，甲状腺機能亢進症などで観察されますが，食事，運動，精神的緊張など日常的，或いは生理的な要因でも誘発される非常にポピュラーな不整脈です。原則的に薬物治療の対象外です。

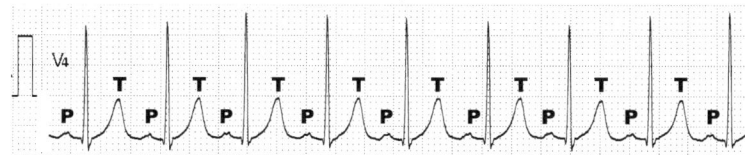

図 2-5　洞性頻脈（誘導V4）

■代表的な心拍数と調律の異常──洞性徐脈

洞調律で心拍数が 50 bpm 以下の場合を洞性徐脈と呼びます（図2-6）。病態生理としては洞結節の歩調取り細胞が1分間に 40～50 回しか興奮しない状態です。洞調律である限り薬物治療の対象外です。

しかし，洞性徐脈は，洞不全症候群や甲状腺機能低下症だけでなく，β遮断薬服用時にも認められるので，薬歴も必ずチェックしましょう。徐脈では心筋興奮時間が延長するので，それを反映する QT 時間も延長します。本症例では心拍数で補正した QT 時間は 0.43 秒（正常範囲上限）であり，また T 波に続いて幅広い U 波を認めました。

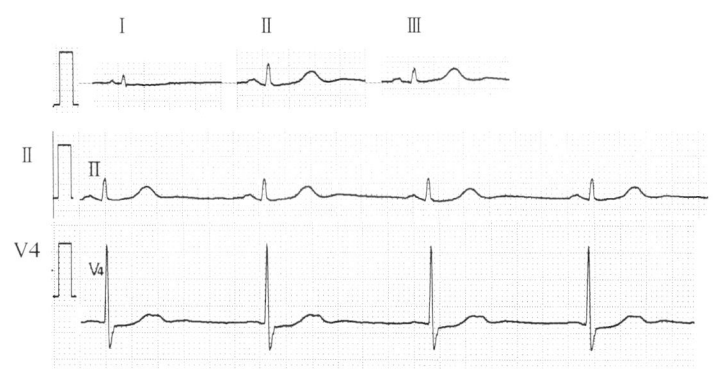

図2-6　洞性徐脈（誘導 I～III，V4）

■代表的な心拍数と調律の異常──心房性期外収縮

洞結節が規則正しく歩調取りを行っているときに，心房内の別の場所が異所性に興奮してしまい，その興奮が房室結節を通過して心室筋に伝わってしまう病態です（図2-7）。洞結節より上部の場合と下部の場合に分けられます（結節性期外収縮参照）。一般的な不整脈で，例えば1分間に1～2発しか起こらない場合には全く治療の対象になりません。

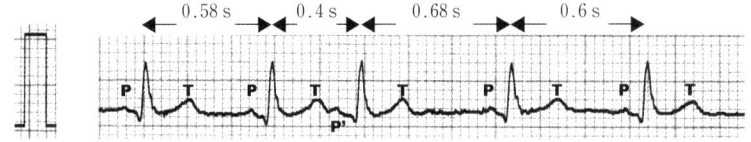

図2-7　心房性期外収縮
　心電図 I 誘導。波形の特徴とポイントは7つあります。
　1）5発の波にはすべて P 波がある。
　2）1発目と2発目，4発目と5発目の間隔は 0.58 秒と 0.6 秒でほぼ等しい。
　3）2発目と3発目の間隔が 0.4 秒しかない，つまり3発目が 0.18 秒早く生じた。
　4）3発目と4発目の間隔が 0.68 秒もある。このような現象を「代償性」という。
　5）以上から，3発目が心房性期外収縮と診断される。
　6）心房性期外収縮の P 波は正常 P 波と区別するために P'波と呼ぶ。
　7）期外収縮波の PR 間隔は約 20 ％延長している（0.08 秒 vs 0.1 秒）。

> **NOTE**
> **不整脈（arrhythmia）の語源**
> リズム（rhythmia）の語源はギリシャ語の律動（rhythmos）です。これに欠性辞「a」が付いて arrhythmia に変化しました。例えば無心症（acardia），無形成症（aplasia），失語症（aphasia），無顆粒球症（agranulocytosis），失書症（agraphia），貧血（anemia），無呼吸（apnea），再生不良性貧血（aplastic anemia）などはすべて同じ欠性辞を用いた医学用語です。
> 　使用頻度は稀ですが，dysrhythmia も不整脈を意味します。この場合の接頭語は dys で，ステッドマン医学大事典によれば変質，異常，困難を意味します。この範疇に入る最も有名な医学用語は dyspnea（呼吸困難），dystrophy（ジストロフィー），dysplasia（形成異常症）などです。

> **NOTE**
> **期外収縮の略語について**
> 期外収縮は extra systole の訳なので，正しい略語は ES のはずですが，実際には PC が使用されます。
> 　PC は premature contraction（直訳は未熟収縮，意訳は早期収縮）を意味します。

■代表的な心拍数と調律の異常──結節性期外収縮

房室結節に非常に近い部位が，異所性に，心電図の基本調律から予想される時期より早く興奮すると，その部位から心房への逆伝導が起こります．逆伝導性心房興奮を反映するP波を，正常P波と区別するために，逆伝導性P波と呼びますが，正常P波が上振れの誘導では，逆伝導性P波は下振れとなります．また，図2-8に示した症例のようにQRS波より後のT波と重なることもあります．治療対象外です．この症例に限っていえば，約2年前に心内膜下梗塞を起こしたことがあるので，定期的な心電図検査が望ましいと判断しました．

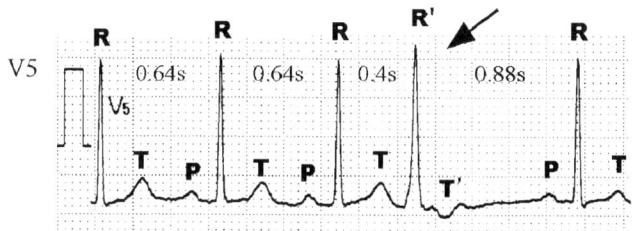

図2-8　結節性期外収縮
心電図V5誘導．波形の特徴とポイントは4つあります．
1) 左から数えて4発目の波（R'波）が予定より0.24秒早く生じた．
2) R'波と5発目の波の間隔が通常の間隔より0.24秒長い．
3) R'波の前にP波を認めない．
4) R'波の後のT波（T'波）と他のT波の形が異なる（逆伝導性P波）．

■代表的な心拍数と調律の異常──心室性期外収縮

洞結節が規則正しく歩調取りを行っているときに，何らかの原因で心室筋が興奮してしまった病態が心室性期外収縮です（図2-9）．心筋細胞間を興奮が伝わるので興奮伝導速度が遅く，QRS波が幅広くなります．一般的な不

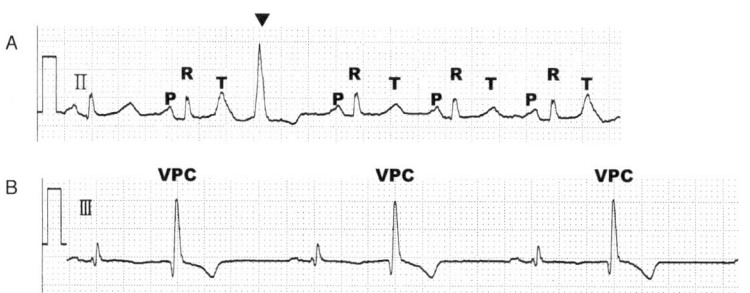

図2-9　心室性期外収縮
上段（A）は心電図II波形ですが，3発目の波（▼印）にはP波がないように感じられます．もしこれがQRS波だとするとQRS波はR型で持続時間が長い（＝幅が広い）と言えます．またこの3発目ではST分節が低下しそのまま陰性T波に連なっています．3発目以外はP波，QRS波，T波が1組となって発生しています．以上に基づいた心電図診断は心室性期外収縮（略名はVPC）です．下段（B）はIII波形で，抗不整脈薬メキシチール中止後に認められた多発性VPCです．

NOTE
動悸

心臓は収縮期に血液を送り出し，ついで拡張期に心房内や心室内に血液を充満させます．もし拡張期が短いと十分に血液を充満させることができないので，次の収縮期に送り出す血液が少なくなり，最高血圧が小さくなります．これを小さな脈（小脈）と呼びますが，患者は脈が「抜けた」とか「飛んだ」と表現します．反対に拡張期が長いと十二分に血液を充満させることができるので，次の収縮期に送り出す血液が多くなり，最高血圧が大きくなります．これを大脈と呼びます．

期外収縮の次の脈が大脈になると患者は「ドキン」と感じます．慣れていない患者は「脈が抜けた」「ドキンとした」「気持ち悪い」「胸がチクチクする」「胸が痛い」などと表現します．これらの表現に対する最も正しい医学用語は「動悸」です．「胸部不快感」或いは「胸部違和感」という用語を用いる場合もありますが，狭心症などによる真の胸痛を表現しているわけではないので十分に注意しましょう．

2連発

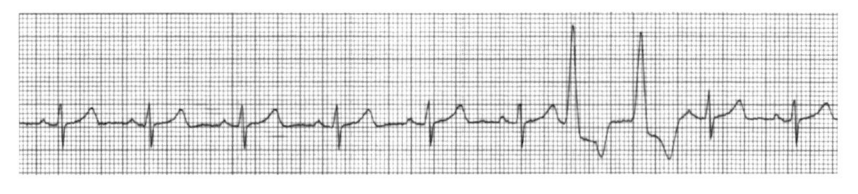

準3連発

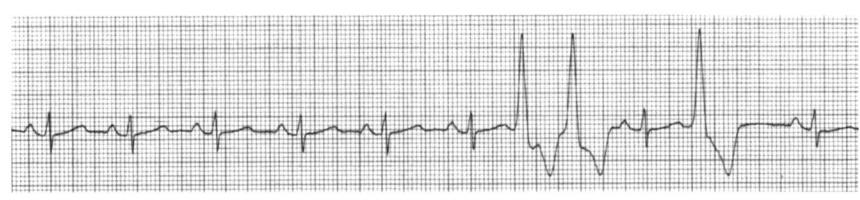

4連発

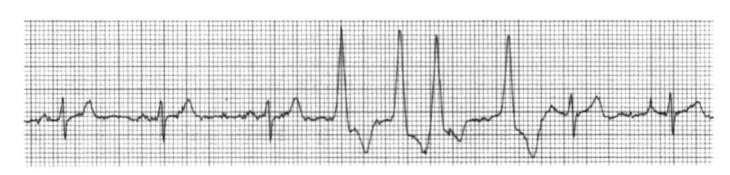

2連発（多巣性）

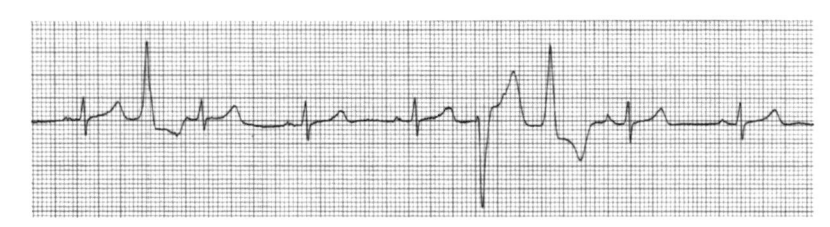

多発性単巣性

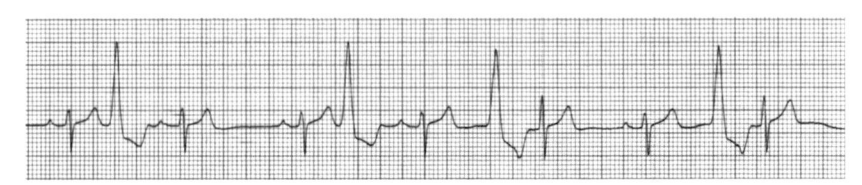

心室性頻拍への移行

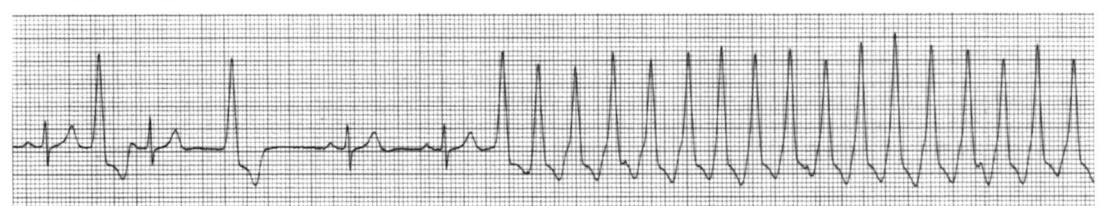

図2-10 多発性の心室性期外収縮（NASA誘導）
NASA誘導とは宇宙飛行士の心電図をモニターするために考案された誘導法で，24時間心電図検査時に多用されます。24時間心電図については巻末の補遺2で簡単に説明しています。

整脈で，例えば1分間に1〜2発では全く治療の対象になりません。この症例に限っていえば，提示した心電図は，実は，抗不整脈薬メキシチール（作用機序はNaチャネル阻害）による内服薬療法中のもので，メキシチール中止後に心室性期外収縮が多発する傾向を示しました（図2-9）。ただし，心室性期外収縮の形が一定（単巣性）で非連発性でした。これも積極的な治療対象にはならないと判断して定期的な心電図検査を指示しました。

■ 代表的な心拍数と調律の異常——多発性心室性期外収縮

期外収縮が頻発する症例には24時間心電図検査を適応します。症例（63歳女性）は数年前に近医から不整脈を指摘されたが放置していました。1ヵ月位前から動悸やふらつき感が増し，数日前には仕事中に意識消失（本人は数秒間と述べている）したためにその近医を再受診したところ不整脈が悪化していると指摘され専門病院を紹介されました。検査の結果，多発性非単巣性心室性期外収縮と診断されました。図2-10としてサンプルを示します。

2-2 P 波

■ P波とは

P波は心房の興奮を反映します。P波はQRS波より小さな波ですが，それは主として心房筋の量が心室筋のそれよりはるかに少ないためです。

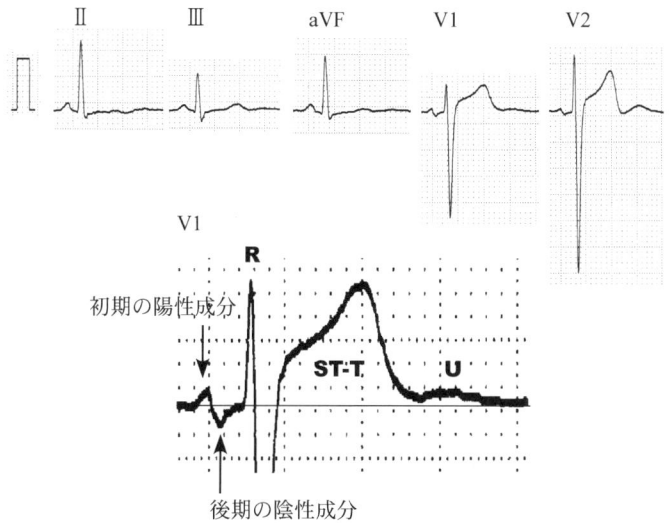

図2-11 正常P波
上段はⅡ，Ⅲ，aVF，V1，V2波形，下段はV1の拡大図。V1における正常P波の陰性成分は主に左心房の興奮を反映します。

■P波の判読とその特徴

持続時間，振幅，特定の誘導（II，V1，aVRなど）での波形を判読します（図2-11）。判読のポイントをまとめました。

- 正常P波の持続時間は0.08～0.11秒
- 正常P波の振幅は0.25 mV未満
- 正常P波のパターン
    II　単相性で陽性
    V1　2相性（陽性→陰性）
    aVR　単相性で陰性

■記録部位によるP波の変化

V1電極の装着位置を間違えるとP波のパターンが変わります。具体例として第4肋間（正しい位置）から上下に1肋間ずつずらして記録した波形を比較してみました（図2-12）。第3肋間で記録した波形と第5肋間で記録した波形が明らかに違うことが実感できます。V1でP波が異常だと判断した場合，本当に第4肋間で記録したかの確認が大切でしょう。

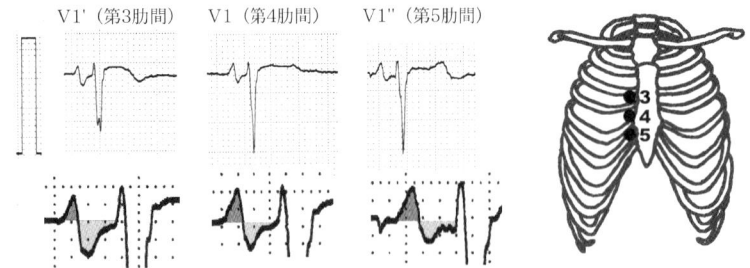

図2-12　第3，第4，第5肋間胸骨右縁で記録した胸部誘導

■代表的なP波の異常──異所性心房調律

II，III，aVFなどでP波が陰性の場合は心房内のいずれかの部位（多くは房室結節付近）が歩調取りを行っている可能性を考えましょう（図2-13）。低位洞とも呼びます。

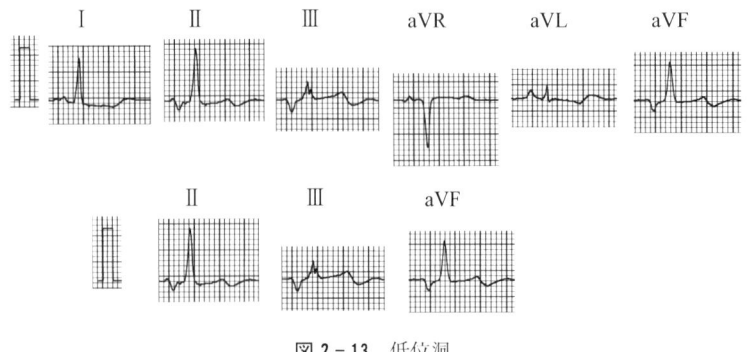

図2-13　低位洞

■代表的なP波の異常──心房負荷

左心房や右心房に負荷がかかると左房肥大や右房肥大が起こります。P波の異常（表2-1）により診断します。症例を図2-14，2-15，2-16に示します。

表2-1 心房負荷による異常P波の持続時間と振幅，疾患との関係

		持続時間	振幅	代表的な疾患
正常値		0.08〜0.11秒	0.25 mV 未満	
異常値	右房負荷	0.08〜0.11秒	0.25 mV 以上	肺高血圧
	左房負荷	0.12秒以上	0.25 mV 未満	僧帽弁疾患

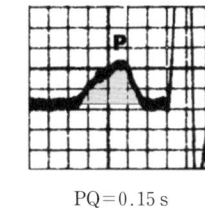

図2-14 左房負荷
僧帽弁疾患による左房負荷の結果，V1のP波陰性成分が顕著化します。
出典：小沢友紀雄著『心電図トレーニング』1989年，中外医学社，p.293

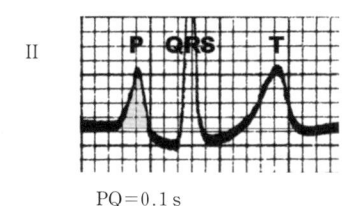

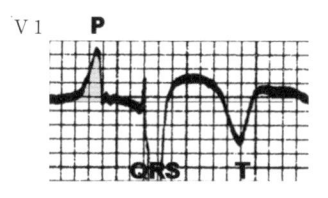

図2-15 右房負荷
肺高血圧による右房負荷の結果，IIのP波が増高します。
出典：小沢友紀雄著『心電図トレーニング』1989年，中外医学社，p.293

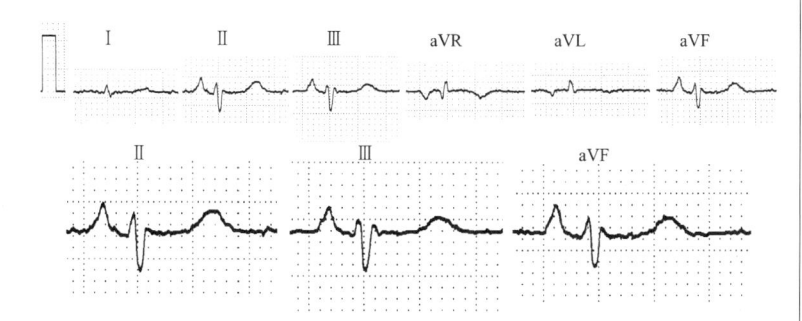

図2-16 肺気腫によるP波増高
慢性閉塞性肺疾患（肺気腫型）では四肢誘導でQRS波が低電位傾向を示すので，II，III，aVFなど心臓の電気的活動を心臓の下から眺める誘導のP波がひときわ目立ちます。

STEPUP

心房性T波

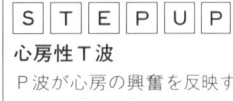

P波が心房の興奮を反映するのに対し心房の再分極を反映する陰性波を心房性T波（Ta波）と呼びます。通常は低振幅で観察が困難ですが、運動負荷試験などによりP波が増高するとTa波も増高するので、真のST低下との鑑別が必要になります。

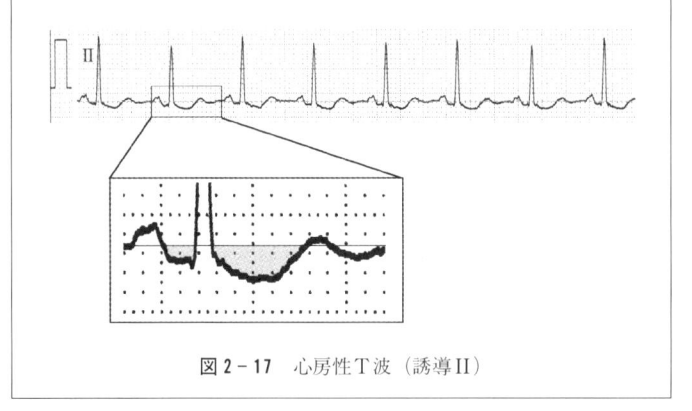

図2-17 心房性T波（誘導Ⅱ）

2-3 PQ時間

■ PQ時間とは

PQ時間は洞結節を出発した興奮が心室に伝わるまでの時間に相当します（図2-18）。正常値は0.12～0.2秒ですが（表2-2）、その70％以上は興奮が房室結節を通過するために費やされるので、間接的には房室結節の機能を反映します。

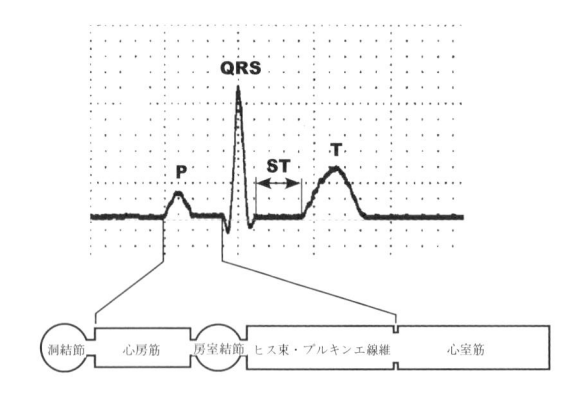

図2-18 PQ時間
P波の終わりからQ波の始まりまでが基線上にある場合の模式図です。

表2-2 PQ時間の正常値と異常値

		時間（間隔）	代表的な疾患
正常値		0.12～0.2秒	
異常値	短縮	<0.12秒	WPW症候群
	延長	>0.20秒	房室ブロック

■代表的なPQ時間の異常──PQ時間の短縮（＝WPW症候群）

WPW症候群（Wolff-Parkinson-White syndrome）とは心房の興奮が正常伝導路（房室結節）と副伝導路（ケント束）の両方を通過して心室を興奮させる病態です（図2-19）。後者での伝導速度が速いために心室筋の一部がケント束を通過した興奮により刺激されて早期に興奮してしまい，その結果早期興奮波（デルタ波，δwave）が生じます（図2-20）。QRS波が幅広くなるので，見掛け上，PQ時間が短縮します（表2-2）。

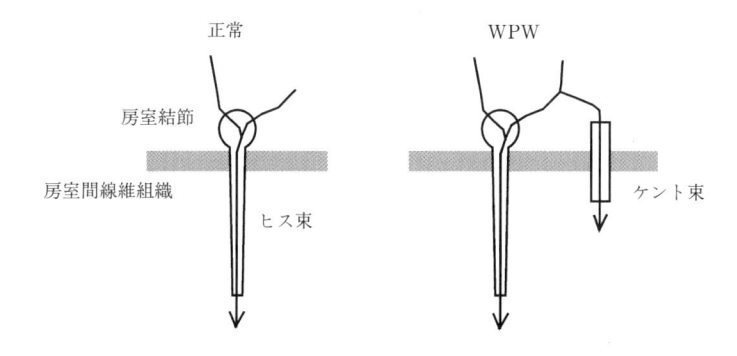

図2-19 ケント束
左が正常伝導，右が房室結節とケント束を介する異常伝導の模式図です。

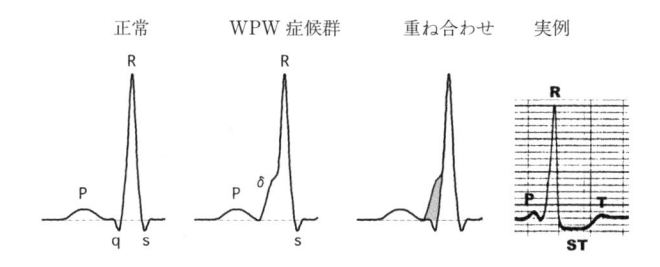

図2-20 WPW症候群
左側の3つは模式図，いちばん右が実例です。

■WPW症候群をベースにしたリエントリー

リエントリーは発作性頻脈，特に発作性上室性頻脈症の主なメカニズムですが，もしリエントリーがWPW症候群をベースにして発生すると仮定すれば図2-21のようなリエントリー回路が考えられます。

図左はケント束を正伝導した興奮が正常伝導路を逆伝導した場合，右はその反対のケースです。

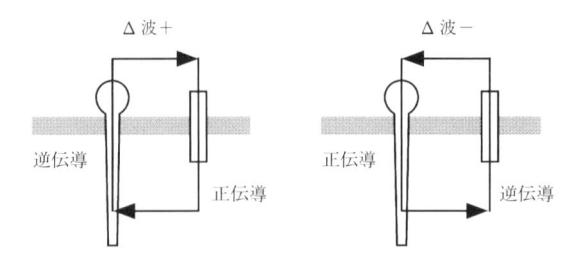

図2-21　ケント束を含むリエントリー回路
左に示した回路が成立する場合はΔ波を伴いますが，逆のケースではΔ波は認められません。

■代表的なPQ時間の異常──PQ時間の延長（＝房室ブロック）

房室結節の興奮伝導がブロックされる病態が房室伝導ブロック（房室ブロック）です（表2-2，2-3）。

表2-3　房室ブロックの分類

分類	診断基準
Ⅰ度	PQ時間＞0.2秒
Ⅱ度	PQ時間＞0.2秒で，QRS波が時々脱落する
Ⅲ度	P波とQRS波がバラバラに発生する

■房室ブロック（Ⅰ度）

房室ブロックはブロックの程度によりⅠ度（軽症）からⅢ度（重症）までに

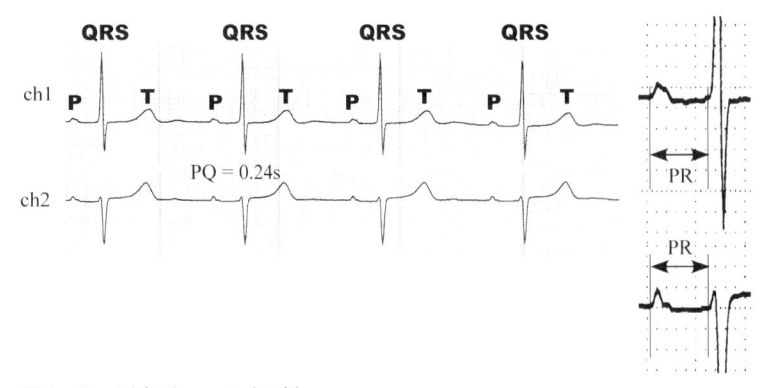

図2-22　房室ブロック（Ⅰ度）
92歳女性。24時間心電図：ch1がCM5誘導（胸部誘導V5に相当），ch2がNASA誘導（図2-10説明文，および補遺2参照）。心電図所見：心拍数52bpmで洞調律，PQ時間は0.24秒（正常範囲は0.12～0.2秒）。P波の後に必ずQRS波があるため第Ⅰ度の房室ブロックと診断しました。PQ時間はch1もch2もPR型です（右図）。

分類します。Ⅰ度ブロックとⅡ度ブロックを不完全ブロック，Ⅲ度ブロックを完全ブロックとも呼びます。Ⅰ度ブロックの症例を図2-22に示します。

■房室ブロック（Ⅱ度）

Ⅱ度房室ブロックはMobitzの1型と2型に分かれます。1型はWenckebach型とも呼ばれ，PQ時間が心拍毎に延長してからQRS波が脱落するサイクルを繰り返すのが特徴です（図2-23）。器質的心疾患を認めないことも多く，比較的良好な経過を示します。2型ではQRS波が突然脱落します。2心拍毎に脱落する重症例もあります。房室結節やヒス束などの器質的心疾患（虚血，炎症，変性など）により生じ，予後は不良です。

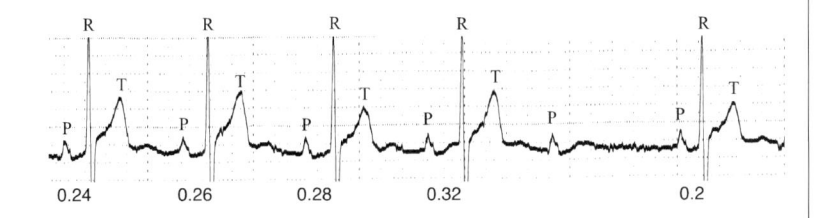

図2-23　房室ブロック（Wenckebach型）
標準12誘導心電図の誘導Ⅱ波形。ポイントは4つです。
1）左から1発目ではPQ時間が延長気味。
2）2発目から4発目にかけてPQ時間が次第に延長している。
3）その次のP波の後にQRS波が欠落している。
4）さらにその次ではP波もQRS波もあり，PQ時間も正常範囲内。

■完全房室ブロック（Ⅲ度の房室ブロック）

房室結節より下流の刺激伝導系の機能が完全に障害された病態です（図2-24）。心室心拍数が30 bpm以下に下がるか，あるいは心不全が起こるようであれば，早急に対策を立てなければなりません。人工ペースメーカー植え込みの適応も考慮すべきです。

■心房細動を伴った完全房室ブロック（第3章の心房細動の節を参照）

心房細動（詳細は第3章参照）に房室ブロックが合併することは高齢者では決して珍しくありません。

　症例（図2-25）は心房内のあちこちでバラバラに興奮が生じているが，そのどれもが房室結節を通過しないので，房室接合部内組織が第2ペースメーカーとして働いている状態だと推定されます。心室調律は明らかに徐脈です。このような場合，患者の多くは心房細動に対するレートコントロールの一環としてジギタリスを処方されています。もしジギタリスが処方されていたら，まずジギタリスを中止して3〜4日間脈拍の変動を経過観察しましょう。

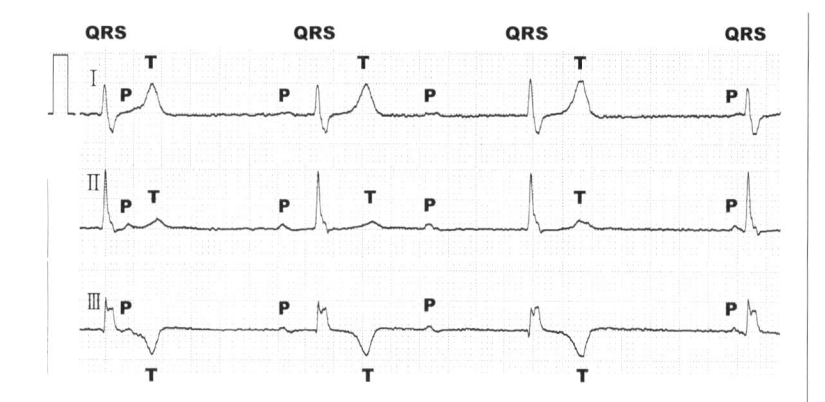

図 2-24 完全房室ブロック
80歳男性。17年前に高血圧と糖尿病を指摘され内科医院への通院を始めました。9年前に心電図波形が不完全右脚ブロックに変化し、3ヵ月前には第I度房室ブロックが加わったため何かあったらすぐに受診するように注意されていました。数日前から立ちくらみがひどくなりさらに失神発作が出現したために精密検査を受けました。心電図所見：P波とQRS波（持続時間0.12秒強で幅広い）がバラバラに出て、4発目のP波が3発目のT波の中に埋もれていると仮定すると、P波の間隔は1秒で心拍数60 bpmに相当し、QRS波の間隔は1.5秒で心拍数40 bpmに相当することから完全房室ブロック（III度房室ブロック）と診断しました。

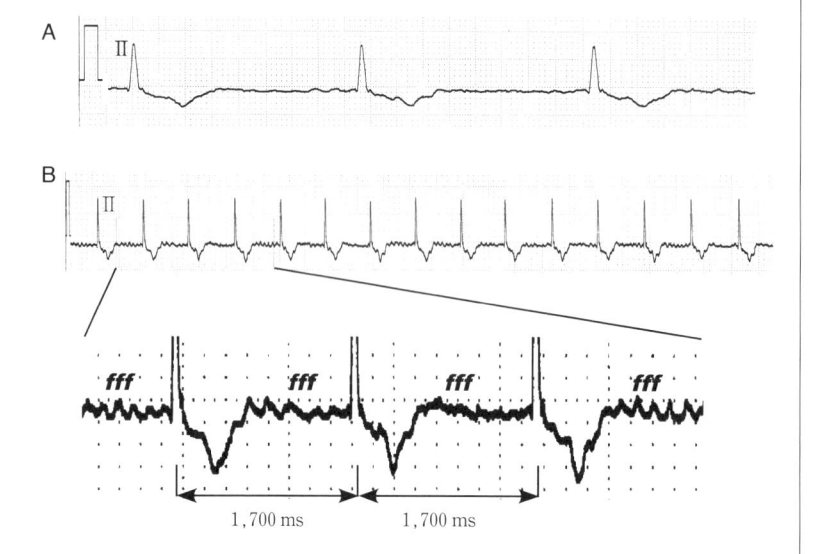

図 2-25 心房細動を伴った完全房室ブロック
77歳男性。標準12誘導心電図II波形（紙送りスピードは上段25 mm/秒、下段は5 mm/秒）。心拍数は35 bpm（RR間隔が1,700 ms）ですが、f波が認められるので心房細動を伴った完全房室ブロックと診断しました。QRS波が幅広くないために第2ペースメーカーは房室接合部内にあるようです。本例の場合、ジギタリスが処方されていました。しかし内服を中止しても心拍数が上がらず、労作性呼吸困難など心不全症状が認められたので、人工ペースメーカーの適応と判断しました。

2-4　QRS波

■ QRS波とは

QRS波は心室筋の興奮を反映します。QRS波の成因を吟味するために図2-26のように心室中隔と心室筋をデフォルメし、さらにその一部を切片にします。

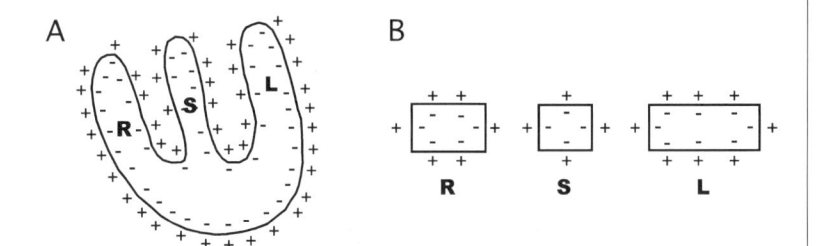

図 2-26　心室の模式図
左側（A）の模式図ではすべての心室筋が1つの細胞にまとめられています。心筋は機能的合胞体なので、このデフォルメは正当化されます。すべての細胞が等しい静止電位（約 $-90\,\text{mV}$）を持っていると仮定すれば、デフォルメした細胞の膜内も等しくマイナスに荷電していると考えられます。細胞膜の両側に描かれたプラスとマイナスは細胞内を基準にすれば細胞外が相対的にプラスであることを意味しています。切片（B）は左側が右心室（R），中央が心室中隔（S），右側が左心室（L）に相当します。切片にした後もプラスとマイナスの荷電状態に変化はないと仮定します。

図2-26の切片を利用してQRS波の成因をさらに詳しく吟味します（図2-27）。いま洞結節を出発した興奮が房室結節を通過してヒス束・プルキンエ線維系に到着したと仮定します。この後興奮は心室中隔に伝わりますが、その初期には、解剖学的組織学的な理由から、まず心室中隔上部の左心室側領域を興奮させます（図2-27 A）。したがって、切片Sの興奮は右から左に進み、切片Lの外側に置いた電極（これは誘導ⅠのLA電極を想定しています）で記録する心電図波形に小さな下振れ波を起こします。これが中隔性q波です。

ヒス束・プルキンエ線維系を伝導した興奮は、心室中隔（切片R）では表層部から深層部に向けて、左右心筋（切片RとL）では心内膜側から外膜側に向けて伝導します（図2-27 B）。この際、切片Rでは図の左から右に向かう興奮の大きさと右から左に向かう興奮の大きさが等しいので、誘導ⅠのLA電極には何の影響も及ぼしません。影響を与えるのは切片RとLにおける興奮波（矢印）の大きさと方向です。切片Lは切片Rより分厚いので、興奮波も当然大きいと考えれば、切片Lでの矢印と切片Rでの矢印の差分に相当する興奮がⅠ誘導LA電極に近づくと考えられます。これが誘導ⅠのR波

34　第2章　心電図の波形とその異常

の成因です。

　図2-27のCからEまではST分節とT波の成因に関する模式図です。ここでは簡単に説明します。

　心室筋を伝導した興奮が心外膜側に到達すると，切片の全領域が活動電位のプラトー期に入ります。この時期には全領域の電位が等しくなるので部位間の電位差が消失します。これがST分節の成因です。心筋の興奮は心外膜側から終了し始めるので，今度は再分極波が進行します。この場合もQRS波の場合と同様に，切片Lでの矢印と切片Rでの矢印の差分に相当する再分極がⅠ誘導LA電極に影響します。これがⅠ誘導T波の成因です。T波が終了すると再び静止状態が得られます（図2-27E）。

　心電図学ではR波と同じ方向に振れるT波を陽性T波と定義します。陽性T波の成因についてはT波の節で詳しく考えましょう。

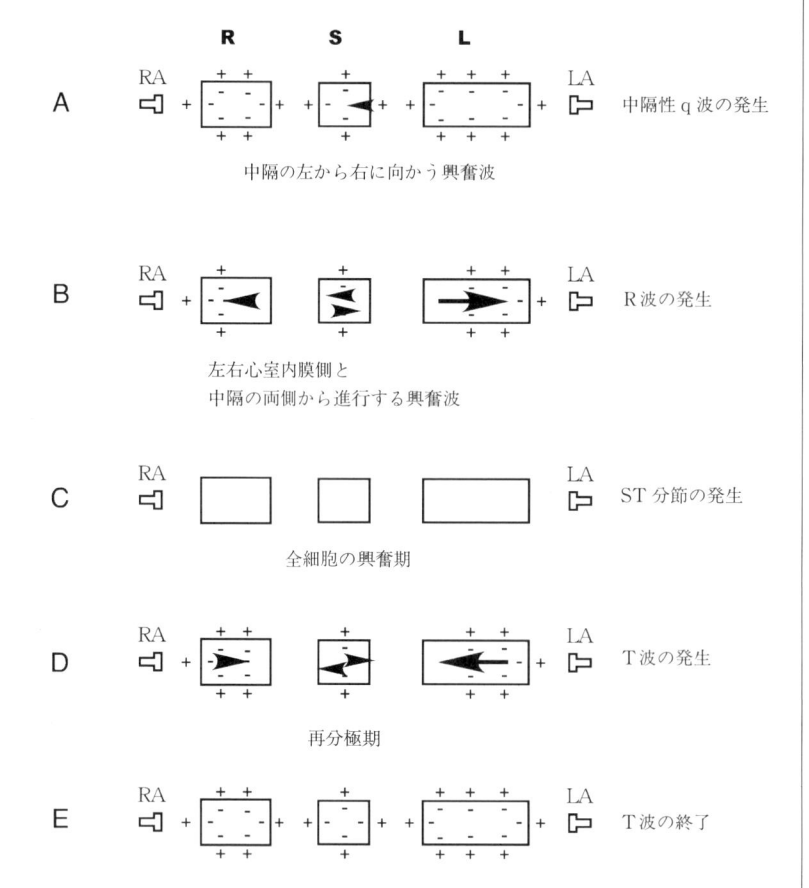

A　中隔性q波の発生
中隔の左から右に向かう興奮波

B　R波の発生
左右心室内膜側と中隔の両側から進行する興奮波

C　ST分節の発生
全細胞の興奮期

D　T波の発生
再分極期

E　T波の終了

図2-27　QRS波の成因
図2-26で作成した切片に誘導Ⅰを適応した模式図です。RAとLAは電極を意味します。

■ QRS波のポイント

波の幅（持続時間）と振幅，および胸部誘導における移行帯，異常Q波の有無などを判読します。異常Q波については後回しにして，ここでは幅（持続時間），振幅，移行帯について考えてみましょう。

QRS波の幅は興奮が心内膜側細胞から心外膜細胞まで伝導し心室筋全体が興奮するまでの時間を反映します。QRS波の幅が0.08秒以内であれば正常範囲内，0.1秒以上であれば明らかな延長と判定します。延長の原因は伝導障害（脚ブロック，心室内変行伝導）と心室性期外収縮に大別されますが，発生頻度からいえば後者が圧倒的多数派です。

■ 代表的なQRS波異常──高電位

振幅についてはその増加（高電位）と減少（低電位）を読みます。最も代表的な異常である左室高電位（左室肥大）の診断基準（以下の1）～4）のいずれかを満たす場合は左室肥大と診断する）を吟味してみましょう（図2-28）。

1) $SV1 + RV5$ or $RV6 > 35$ mm
2) $RV5$ or $RV6 > 26$ mm
3) $RI + SIII > 25$ mm
4) $RaVL > 11$ mm

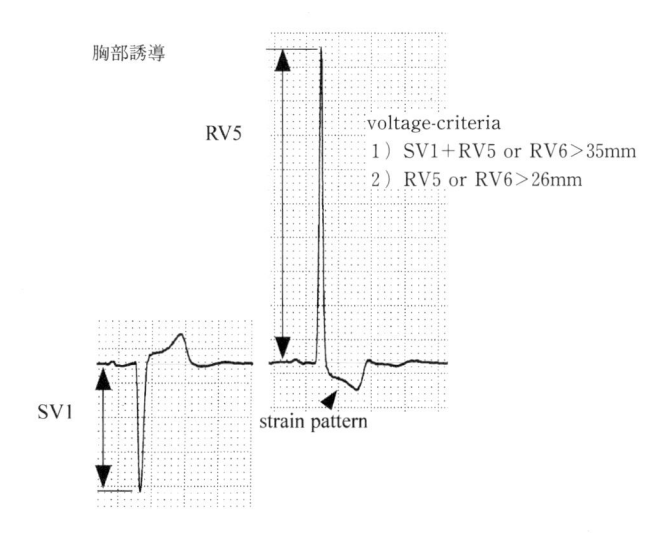

図2-28　左室肥大のQRS波
この例では診断基準1）と2）を満たしています。胸部誘導QRS波の振幅は左心室と電極の距離に左右されるので偽陽性に注意しなければなりません。例えば肥満者や女性では低振幅，若年者では高振幅を示す傾向があります。肢誘導ではこの欠点は少ないとされていますが，診断率が低く有用性が少ないのも事実です。左室肥大が進行するとST-T異常（左側誘導でのST分節低下やT波平坦化），P波異常（左房負荷），電気軸異常（左軸偏位）などの二次的所見が出現します。肥大が高度になれば，特徴的な左側誘導でのST-T異常（ストレインパターンと呼ばれ，凸型に低下したST分節が陰性T波に移行する）が出現します。

■代表的な QRS 波異常——低電位

Ⅰ，Ⅱ，ⅢでQRS波総電位が5 mm未満を低電位と判定しますが，健常者でも認められ，特異性が高いとはいえません。しかし，Ｖ1～Ｖ6でQRS波総電位が10 mm未満の場合は明らかに低電位です（図2-29）。何らかの異常があるという前提で対処しましょう。代表的な病態は心嚢液貯留，全身性浮腫，ビア樽状肺（例・肺気腫），甲状腺機能低下症，アミロイドーシス（筋肉がアミロイドで置換される）などです。高度肥満では胸部誘導で低電位傾向を示すので注意が必要です。低電位差の診断基準を示しますが，以下の1），2）を満たす場合を低電位と診断します。診断基準中の総電位の測り方を図2-30に示します。

1）四肢誘導におけるQRS波総電位＜5 mm
2）胸部誘導におけるQRS波総電位＜10 mm

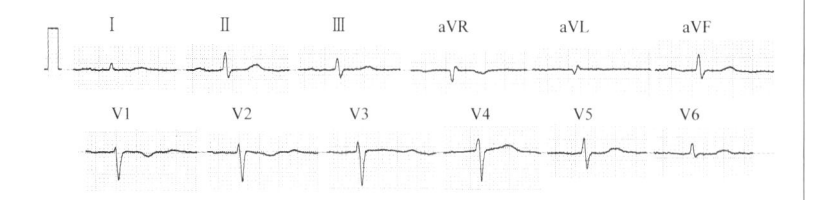

図 2-29　低電位

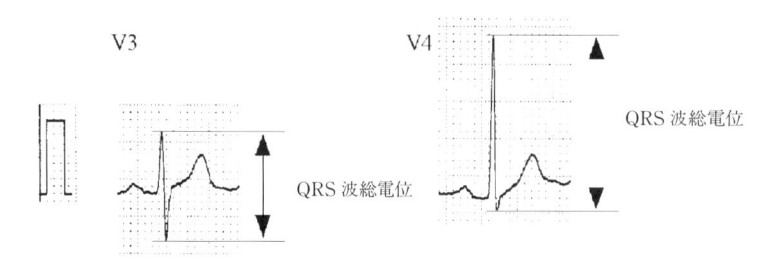

図 2-30　QRS 波総電位の測り方

■代表的な QRS 波異常——移行帯異常

胸部誘導のＲ波はＶ1からＶ5まで除々に高くなりＶ6でやや低くなるのが普通です。一方，Ｓ波はＶ2で最も深く除々に浅くなるのが普通です。このようなＲ波とＳ波のスムースな移行がポイントです（図2-31）。移行帯（R/S ＝ 1となる誘導）では右心室と左心室の起電力が釣り合うと考えられます。

　移行帯がＶ1とＶ2の間にある異常例を示します（図2-32）。胸部Ｘ線写真上の心陰影は立位心（滴状心）を示しています。回転とは心臓の長軸回りの回転の意味です。回転は，心臓を横隔膜側から眺めた場合の回転方向に

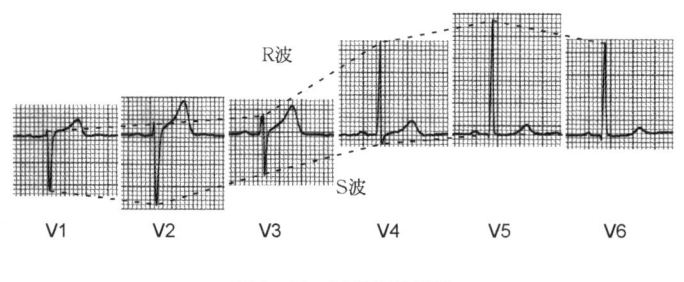

図2-31 正常な移行帯

より、時計回り（右回り）と反時計回り（左回り）に分類します。体型との相関があり、痩体型で立位心（滴状心）を伴う反時計回り、肥満体では横位心を伴う時計回りを示す傾向です（図2-33）。

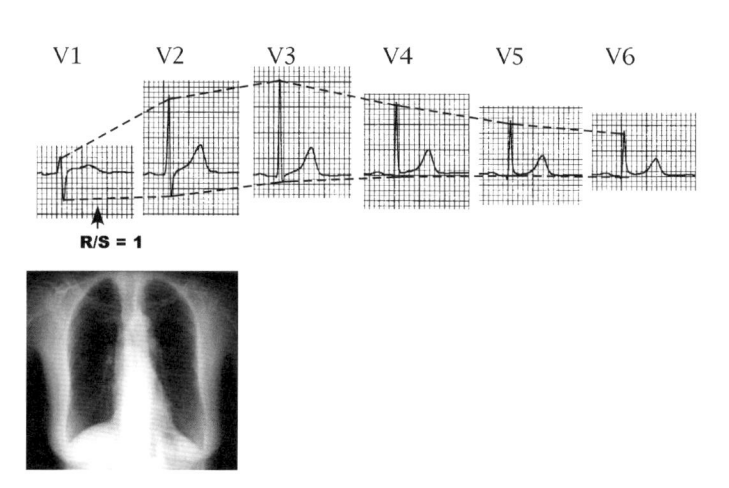

図2-32 異常な移行帯
上側が胸部誘導波形、下側が胸部X線写真。

時計回り
横位心化傾向

反時計回り
立位心化傾向

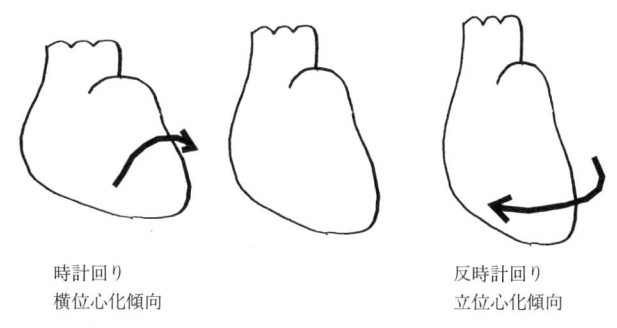

図2-33 心臓の回転
中央が正常、左が時計回り、右が反時計回りです。心臓を横隔膜側から眺めた場合の回転方向で時計回りか反時計回りかを決めます。

STEP UP
QRS波異常を起こす代表的疾患 —— 大動脈弁狭窄症

どんな病態
大動脈弁膜症とは器質的・機能的に大動脈弁の機能が障害された病態で，狭窄症と逆流症（閉鎖不全症）に分類します。原因としてはリウマチ熱の後遺症としてのリウマチ性心臓病が代表的です。大動脈弁口が狭いために左心室筋は強い力で収縮しないと血液を送り出せません。この病態が持続するため，左室内圧は著しく上昇し左室と大動脈の間に圧較差が生まれます。この圧較差と狭窄した弁口のために図中丸印2から3までの時間帯に収縮期雑音が発生します。大きくて粗い雑音で第2肋間胸骨右縁（大動脈弁聴診領域）に最強点を有します。

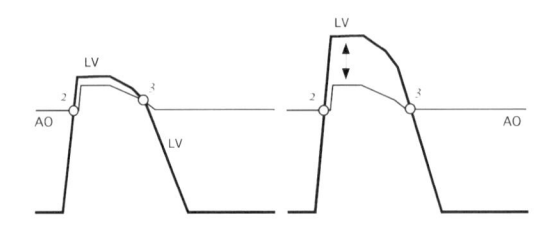

図2-34 左室内圧の変化
横軸は時間，縦軸は圧力を表します。実際の値は省略して描かれています。
図中丸印2と3は大動脈弁開放と大動脈弁閉鎖のタイミングを示します。
左が正常，右が大動脈弁狭窄症の模式図ですが，弁狭窄症では左室と大動脈間の圧較差（矢印）が生じます。

心電図所見と症例
左心室筋は強い力で収縮しないと血液を送り出せないので，この病態が持続すると心室筋の肥大（左室肥大）が起こり，これが心電図異常の原因となります。

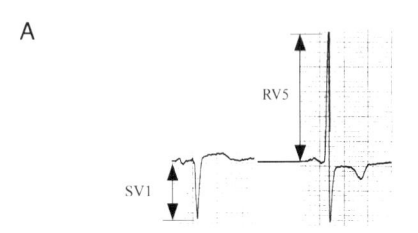

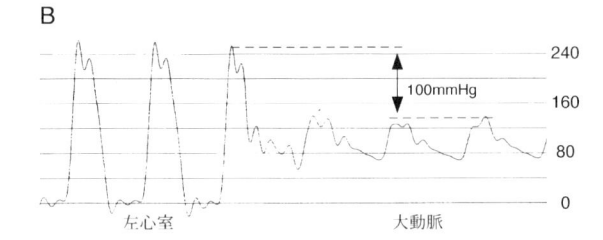

図2-35 大動脈弁狭窄症
72歳女性。（A）胸部誘導V1とV5。左室肥大の診断基準を満たしています。（B）心臓カテーテル検査の結果で，右端の数値が内圧（単位はmmHg）です。大動脈と左心室間の圧較差が100 mmHgありました。

2-5 ST分節

■ **ST分節とは**

ST分節（S波の終わりからT波の始まりまで）は心室筋全体が興奮している時間帯に生じます。基線と一致するのが原則です（図2-36）。まず基線について考察しましょう。

通常はTP部（T波の終わりからP波の始まりまで）を心電図の基線とし，これを基準にST分節の上昇や低下を判定します。頻脈の場合，或いはU波が大きい場合など水平なTP部がない場合は，便宜的にPQ部（P波の終わりからQ波の始まりまで）を基線とします。頻脈で心房性T波が大きくなりP波からQRS波に向かってPQ部が下降する場合には，PQ部とQRS波の交点を基準にします。この基線設定方法は運動負荷試験の判定ではしばしば必要になります。

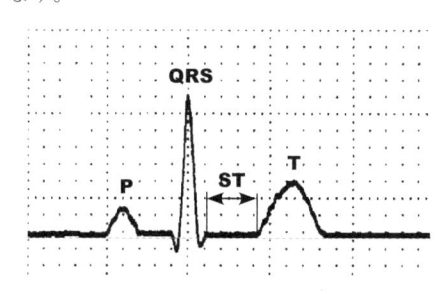

図2-36 ST分節
この波形は心電図シミュレーターで発生させたものです。ST分節は完全に基線上にあります。

■ **ST上昇のメカニズム**

ST上昇のメカニズムを考察します（図2-37）。正常心ではすべての作業心筋細胞が静止状態（静止電位約 $-90\,\mathrm{mV}$）にあるので電位差は発生しません。いま，組織の一部が傷害され，静止電位が $-50\,\mathrm{mV}$ まで脱分極したと仮定すると，正常層との間に図2-37Bのような傷害電流が発生します。この現象は傷害層側に置かれた電極で記録している心電図の基線を陰性にシフトさせます。そして，以後の心電図波形は（傷害電流が存在する限り）この新しい基線から上下に振れます。

ところが，正常層と傷害層にあるすべての細胞が活動電位プラトー相を形成する時間帯（ST分節に相当する時間帯）だけはこの傷害電流が消失してしまいます。何故なら，すべての細胞が興奮状態（プラトー電位約 $+40\,\mathrm{mV}$）にあり，電位差が発生しないからです。したがって，ST分節上昇という現象の本質は，ST分節以外の波形の低下だといえます。

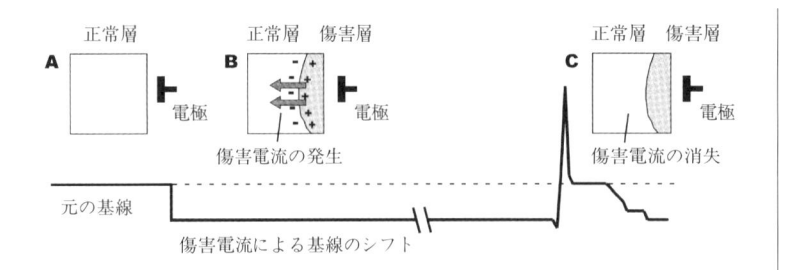

図 2-37　ST 上昇のメカニズム
心電図波形（模式図）の上方に心筋組織の病態生理を示しています。（A）正常層。（B）傷害電流発生時の傷害層。（C）傷害電流消失時の傷害層。

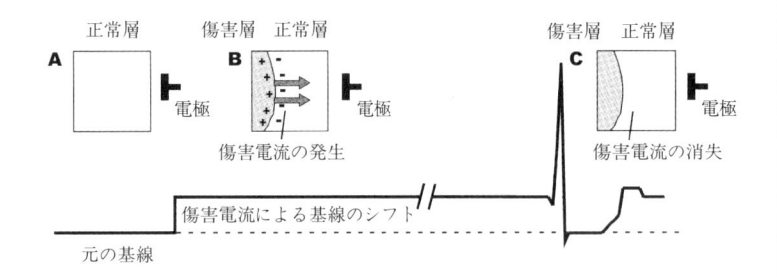

■ ST 低下のメカニズム

ST 低下のメカニズムはどうでしょうか。ST 上昇と反対の現象を図示すると図 2-38 のようになります。ST 低下は ST 以外の波形の上昇がその本質といえます。

図 2-38　ST 低下のメカニズム
心電図波形（模式図）の上方に心筋組織の病態生理を示しています。（A）正常層。（B）傷害電流発生時の傷害層。（C）傷害電流消失時の傷害層。

■代表的 ST 異常——病的ではない ST 上昇

肢誘導で 1 mm 以上，胸部誘導では 2 mm 以上の ST 上昇を異常と判定します。判定は J 点（QRS 波と ST 分節の接合部（ジャンクション）を意味します。正常心電図では J 点は基線上にあります）で行います。しかし，健常な青壮年男子では，胸部誘導に限定して 2 mm 以上の ST 上昇を認めることがあります。症例（33 歳男性）として V3 と V4 に限定された明らかな ST 上昇を示します（図 2-39）。この男性も心臓には全く異常がありませんでした。

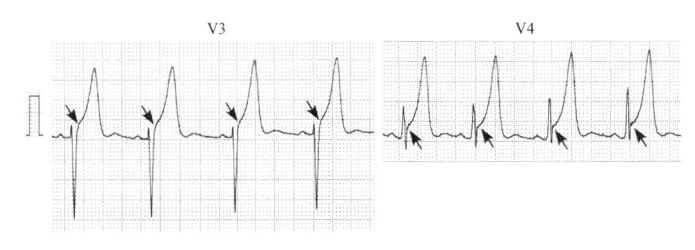

図 2-39　36 歳男性に認めた非病的 ST 上昇

■代表的ST異常――病的なST低下

ST低下はその波形から水平型，下降型，接合部型に大別されます。いずれの場合も0.5 mm以上のST低下を異常と診断しますが，水平型と下降型ではJ点の時点で，接合部型ではJ点から0.08秒の時点で判定します。J点とはQRS波とST分節の接合部（ジャンクション）を意味します。正常心電図ではJ点は基線上にあります。図2-40～2-42に症例を示します。詳細は図の説明文を参照してください。

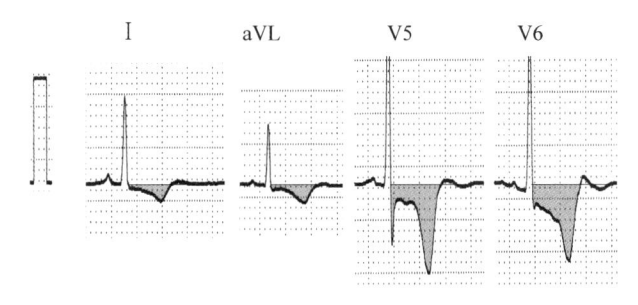

図2-40　水平型低下
誘導Ⅰ，aVL，V5，V6。高血圧性心臓病による左室肥大を反映し，左側誘導（Ⅰ，aVL，V5，V6）における水平型ST低下と陰性T波を特徴とします。ストレイン型低下とも呼ばれます。図中のV5とV6のR波は途中でカットされていることに注意してください。

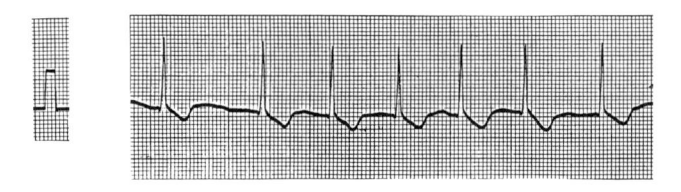

図2-41　盆状低下（盆状降下）
誘導Ⅱ。リウマチ性心臓病（僧帽弁狭窄閉鎖不全症）のため調律は心房細動です。ジギタリス（商品名ジギトキシン，0.1 mg/日）を内服中でした。ST分節が盆状低下を示しています。なぜ盆状になるのかはよくわかっていません。

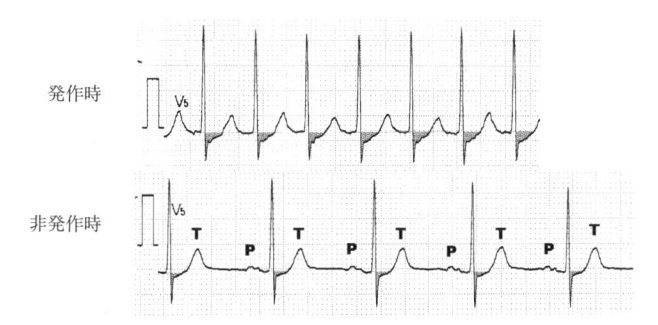

図2-42　接合部型低下
誘導V5。発作性上室性頻脈症（PSVT）の発作時に認められたST低下パターンです。

■代表的ST異常——病的なST上昇

病的ST上昇の代表例は急性心筋梗塞です（図2-43）。ST分節だけでなくQRS波やT波の異常を伴います。この章の虚血性心臓病の項で詳しく説明しますが，梗塞部周囲の傷害層が傷害電流を発生しST分節を偏位させます。急性心筋梗塞についてはT波の項でも説明します。

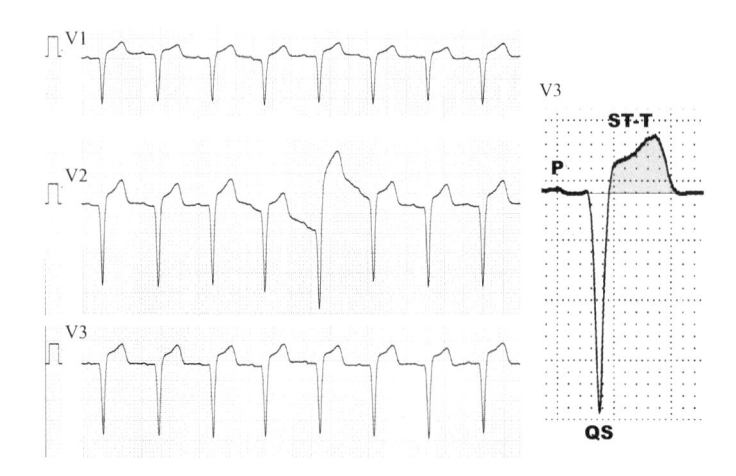

図2-43　急性心筋梗塞（広汎前壁型）によるST上昇
QRS波はQS型で異常Q波を示しています。

> **STEP UP**
> **頻脈による ST 低下**
> 心拍数と ST 偏位をトレンドグラフにしてみると，頻脈の程度に応じて ST 低下の度合いも大きくなることがよくわかります。頻脈では心筋酸素消費量の増加に見合うだけの心拍出量が得られないので，心筋虚血が生じ，傷害電流が発生するからです。
>
> **図 2-44** ST トレンドグラフ
> 心拍数が最大（150 以上）になった時点で ST 低下も最大になったことを示しています。

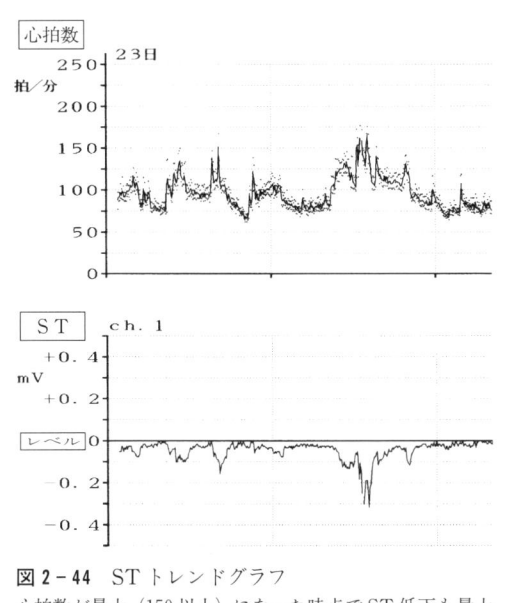

2-6 Ｔ 波

■T 波とは

Ｔ波は心室筋の再分極を反映します。再分極波は心外膜側から心内膜側に向け進行しますが，この方向性が保たれている限り T 波は QRS 波の振れと同じ方向に振れます。これが陽性Ｔ波の定義で，正常なＴ波は陽性，陰性Ｔ波は異常です。

■陽性Ｔ波のメカニズム

正常なＴ波が陽性なわけについて考察しましょう。QRS 波が生じる際の左心室壁内の双極子の動きを図 2-45 の上段に，Ｔ波が生じる際のそれを下段に示します。

　QRS 波が生じる際にはプラスを先頭にした双極子が右に（心外膜の方に）進みます。すでに説明したように活動電位持続時間の違いにより，再分極は

QRS波

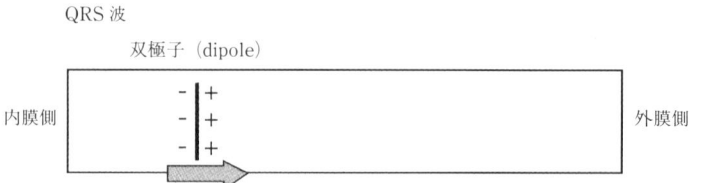

プラスを先頭にした双極子が右方向へ進行

T波

マイナスを先頭にした双極子が左方向へ進行

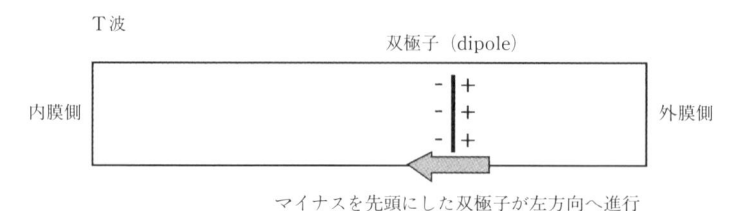

図2-45 陽性T波のメカニズム
陽性T波に相当する時間帯ではマイナスを先頭にした双極子が左に移動します。第1章の双極子の項での説明と重複しますが、電流密度は未興奮部と興奮部の境の所で最大になります。この様子は興奮部と未興奮部の境目に正負の極が接して存在する電気的二重層（電磁気学でいう双極子）が発生したのと同じ状態となり、心筋線維上の興奮の進行は双極子が進行することと等価と考えることができます。心電図では心ベクトルという用語が登場しますが、双極子に当てはめるとベクトルはマイナス（興奮部）からプラス（未興奮部）に向かいます。

心外膜側から始まりますが、その際にはマイナスを先頭にした双極子が左に（心内膜の方に）進行します。電磁気学では、マイナスを先頭にした双極子が左に移動することと、プラスを先頭にした双極子が右に移動することは等価です。つまり、QRS波が上に振れる場合にはT波も上に振れるのです。

■T波の平坦化と陰性化

正常T波は陽性で、その振幅は肢誘導では5 mm以下、胸部誘導では10 mm以下（ただし同じ誘導のQRS波の10％以上）です。以上に従わないT波を認めた場合は心筋再分極異常と診断します。T波の振幅が、同じ誘導におけるQRS波振幅の10％未満の場合を平坦化、QRS波と逆向きに振れる場合を陰性化と表現します。低K血症ではT波が平坦化しU波が増高しますが、低K血症に低Ca血症が合併した場合にはQT時間が延長するためにT波とU波の区別が困難になるので注意してください。T波陰性化は高度な心筋虚血の兆候と判断し、その他の臨床所見（症状、病歴、検査結果）を吟味します。

■陰性T波のメカニズム

正常では再分極は心外膜側から始まりますが、何らかの原因で再分極が心内膜側から始まるとT波は陰性化します（図2-46）。

■ 再分極が心内膜側から始まる原因

最もシンプルな可能性としては以下の3つが挙げられます。

1) 何らかの原因で心内膜側細胞の活動電位が短縮する（図2-47上段）。
2) 何らかの原因で心外膜側細胞の活動電位が延長する（図中段）。
3) 何らかの原因で活動電位の伝導時間が長くなる（図下段）。具体的には左室肥大の場合に起こり得ます。

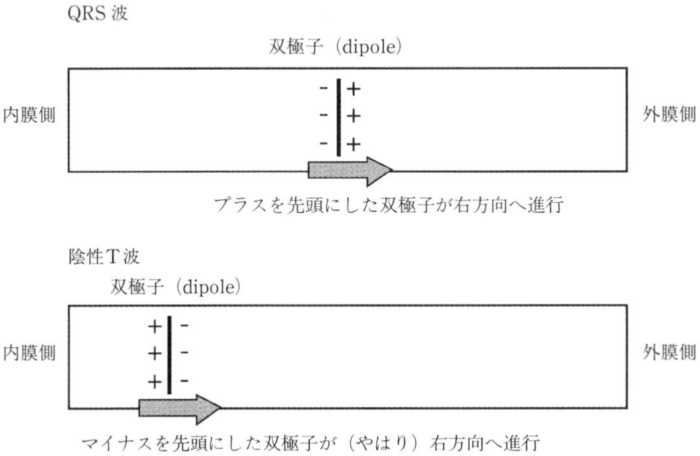

QRS波

双極子（dipole）

内膜側　　　　　　　　　　　　　　　　　　　　　　　外膜側

プラスを先頭にした双極子が右方向へ進行

陰性T波

双極子（dipole）

内膜側　　　　　　　　　　　　　　　　　　　　　　　外膜側

マイナスを先頭にした双極子が（やはり）右方向へ進行

図2-46　陰性T波のメカニズム
再分極が心内膜側から始まるので，マイナスを先頭にした双極子は内膜から外膜方向に進みます。

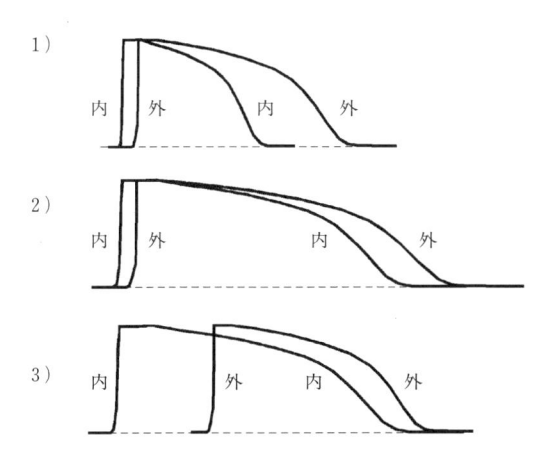

1)
2)
3)

図2-47　心内膜側細胞と心外膜側細胞の活動電位の変化
可能性1）〜3）を模式的に示します。最も理解しやすいのは可能性3）で，左室肥大症例の陰性T波をうまく説明できます。何らかの原因で内膜側と外膜側の活動電位が同時に終了した場合のT波はどうなるでしょうか。答えは非常にシンプルで，T波は「消失」します。フラットT波，あるいはT波のフラット化と呼びます。

STEP UP
T波の成因に関する古典的実験

心電図T波に関する古典的実験を調べてみると，非常に興味深いものがあります。最も基礎的な実験結果とそれに対する考察を発表した論文として次の3つの論文にたどり着きます。いずれの研究でも実験動物はカメやカエルなどの冷血動物です。これらの論文を引用した総説としては Noble, D. (1979) The Initiation of the Heartbeat. 2nd ed. Oxford University Press が挙げられます。

1) Burdon-Sanderson, J. and Page, F. J. M. (1883) On the electrical phenomenon of the excitatory process in the heart of the frog and of the tortoise, as investigated photographically. J Physiol 4, 327-328.
2) Bayliss, W. M. and Starling, E. H. (1892) On the electromotive phenomena of the mammalian heart. Int Mschr Anat Physiol, 256-281.
3) Mines, G. R. (1913) On functional analysis of the action of electrolytes. J Physiol 46, 188-235.

マインス（Mines, 1913）は開胸したカエルの心尖部を暖めました（図2-48）。すると，陰性だったT波（before）が徐々に陽性化しました（during）。加温を止めるとT波は再び陰性化しました（after）。実験結果（T波の極性逆転）は加温により心尖部活動電位が短縮し，再分極の方向が逆転したために生じたと解釈されています。ちなみに，カエルの正常T波は陰性です。

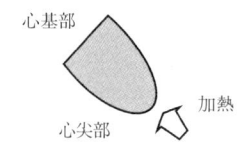

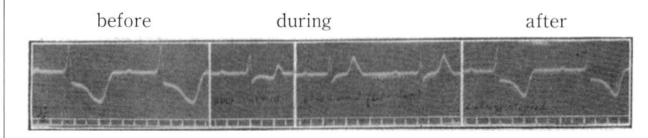

図2-48　マインスの実験結果
上段は実験の模式図，下段が実験結果です。
出典：Mines, G. R., J physiol 46, 1913, pp. 188-235

STEP UP
T波異常を起こす代表的疾患 ── 心筋梗塞

どんな病態

心筋梗塞（myocardial infarction）は虚血性心臓病（IHD, ischemic heart disease）の代表的疾患です。冠動脈が閉塞して冠動脈血流が途絶し，閉塞部位より末梢の支配域（灌流域）に心筋壊死が生じる病態です。心筋壊死が生じる部位により貫通（貫壁）性梗塞と心内膜下梗塞に分かれ，発症してからの時間により急性と陳旧性に分かれます。

急性心筋梗塞では狭心痛が 30 分以上続きます。安静や亜硝酸薬（ニトログリセリン）の舌下使用は無効です。心筋梗塞は心電図によって診断できる心臓病の代表例ですが，急性心筋梗塞では血液検査の異常値（白血球増多症，血沈亢進，CRP 陽性，CPK 高値，GOT 高値，LDH 高値など）を認めます。これらは心筋の壊死徴候です。

心筋梗塞部を構成する組織：ECG 波形成因の基礎

心筋梗塞部は壊死層，傷害層，虚血層に分かれます。

- 壊死層（dead zone）は梗塞部の中央に位置します。心筋は壊死に陥って，生体電気現象に関与しなくなります。細胞膜の機能が失われ，細胞膜を通してイオンが自由に出入りするため細胞膜内外でのイオン濃度が等しくなり静止電位は消滅します。壊死層は生理的な穴（physiological hole）と見なされます。壊死層が QRS 波，特に Q 波の変化を起こします。
- 傷害層（injury zone）は壊死層を取り囲む心筋層で，その厚さはさまざま，傷害の度合いもさまざまです。つまり，ある部分は回復に向かい，ある部分は壊死に向かいます。傷害層の心筋細胞は内側から K^+ が漏れ出るため，あたかも高 K 血症時の細胞のように振る舞います。この層が正常心筋層との間で傷害電流を発生し，それが ST 分節の変化を起こします。
- 虚血層（ischemic zone）は傷害層を取り囲む心筋層です。その厚さはさまざまですが，傷害の度合いは前二者よりは軽いと考えられます。この層は再分極過程に影響し T 波の変化を生じさせます。
- 正常層（normal zone）は虚血部を取り囲む正常心筋層です。

心電図所見

心筋梗塞発症からの時間経過に沿って ST 上昇，異常 Q 波の出現，T 波の陰性化（冠性 T 波, coronary T）が出現しますが，これらのうち異常 Q 波こそが心筋壊死に特異的な所見です。

異常 Q 波の成り立ち

p. 33 で使用した心室筋片（図 2-26）を再び使用して異常 Q 波の成り立ちを考えましょう。

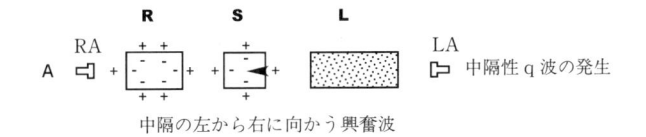

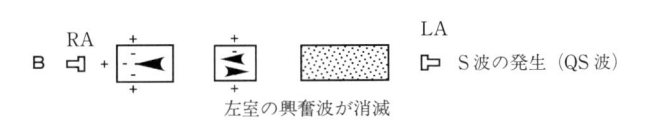

図 2-49　異常 Q 波の成因

ST 上昇の成り立ち

p. 40 で説明したのと同じメカニズム（傷害電流説）が適応されます。傷害層が壊死層と虚血層に分かれて消失すると，上昇していた ST 分節は基線に戻ります。心筋梗塞では ST 分節は上昇しますが，それはあくまで電極（探査電極）が梗塞部位の心外膜側に置かれた場合で，反対側に置かれた場合の ST 部は低下します。これを鏡面像（ミラーイメージ）と呼びます。

冠性 T 波の成り立ち

pp. 44-46 で説明したのと同じメカニズム（再分極方向逆転説）が適応されます。しかし，なぜ左右対称になるのかはまだわかっていません。

心筋梗塞の病期と心電図変化

超急性期（数時間以内）　　T波増高（tall-T）
急性期（数時間〜数日）　　ST上昇
亜急性期（数日〜数週間）　異常Q波と冠性T波
慢性期（数週間〜数年）　　異常Q波

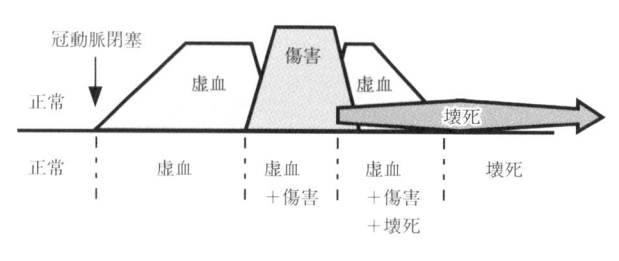

図2-50　心筋梗塞の病期と心電図変化
傷害層が出現するまでを超急性期と考えてください。超急性期は見逃される場合がしばしばです。傷害層は虚血層か壊死層かのどちらかに変化して消失します。壊死層は数ヵ月から数年かけて消失する場合もありますが、大きな梗塞では一生残ります。従って異常Q波も一生残ります。

■急性心筋梗塞

急性心筋梗塞（下壁梗塞）症例を示します（図2-51）。呈示したのはモニター心電図波形ですが、標準12誘導II波形に類似すると考えてください。

■陳旧性心筋梗塞

陳旧性心筋梗塞（下壁梗塞）症例を示します（図2-52）。異常Q波が残存しています。

■非Q波心筋梗塞（non-Q wave myocardial infarction）

左右冠動脈の傷害により心内膜下心筋層が円周状に壊死する病態です。以前は心内膜下梗塞と呼ばれていました。急性期にはほぼすべての誘導でST分節が低下しますが、同時に血液検査の異常値（白血球増多症、血沈亢進、CRP陽性、CPK高値、GOT高値、LDH高値など）を認めます。急性期を過ぎるとSTが基線に戻り始め、同時にT波が陰性化します。陰性化したT波は数ヵ月から数年かけて陽性化します。経過中、異常Q波は観察されません。

図2-53に示す症例は発症して5日目と推定された非Q波心筋梗塞例です。左側誘導に軽度のST低下と巨大な陰性T波が認められました（図2-53）。この症例ではT波は約2年後には完全に陽性化しました（図2-54）。

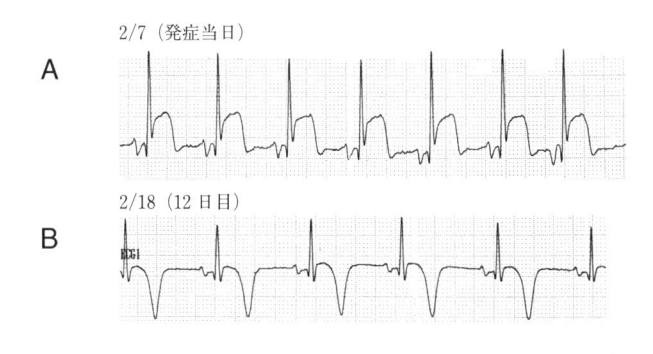

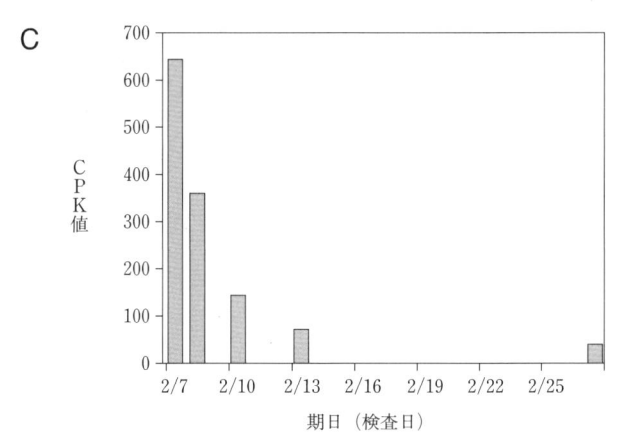

図 2-51 急性心筋梗塞（下壁梗塞）
91歳女性。心疾患の既往歴なし。受診の2日前の深夜に胸痛が出現したが翌朝には消失したそうです。当日朝に周囲から受診を勧められて来院し心筋梗塞と診断されました。直ちにモニター監視を始めたときの波形を最上段（A）に示しています。初診時血液検査の結果；GOT, 97；GPT, 22；LDH, 476；CPK, 646；CRP, 2 +；WBC, 8,400（単位は割愛）。（B）発症12日目のモニター心電図は冠性T波を示しました。（C）CPK値の時間経過。3週間後には完全に正常化しました。

■心室瘤（ventricular aneurysm）

心筋梗塞後の心筋組織の壊死・脱落により心筋壁が薄くなる病態です。重症例では収縮期・拡張期を通じて左室自由壁が外方に突出した状態を呈します。心筋梗塞後に1ヵ月以上ST上昇が続く場合には心室瘤を疑います。図2-55に示した症例は心室瘤摘出術後の心電図で，左室起電力が極端に低下しています。

■心筋梗塞とまぎらわしい心電図

心筋炎は心筋に炎症を生じる病態の総称で，ウイルス性が最も多いとされています。急性期，特に心外膜炎を合併した場合にはST上昇を示し，亜急性期から回復期にはT波の異常（陰性T波）が残ります（図2-56）。陰性化したT波は徐々に回復します。図2-57は約8ヵ月間のT波の経過です。電

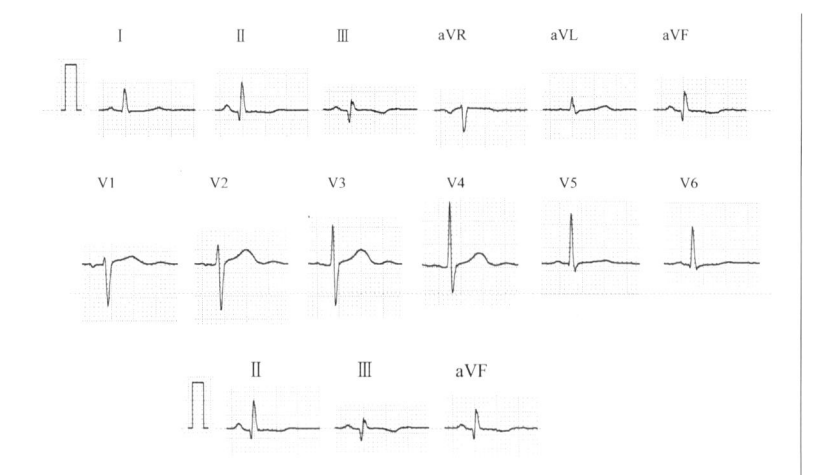

図 2-52 陳旧性心筋梗塞（下壁梗塞）
53歳女性。9年前に心筋梗塞（PTCA施行）を受傷しました。陳旧性心筋梗塞を示唆するⅡ, Ⅲ, FのQ波が認められますが，T波は多くの誘導で陽性化しています。

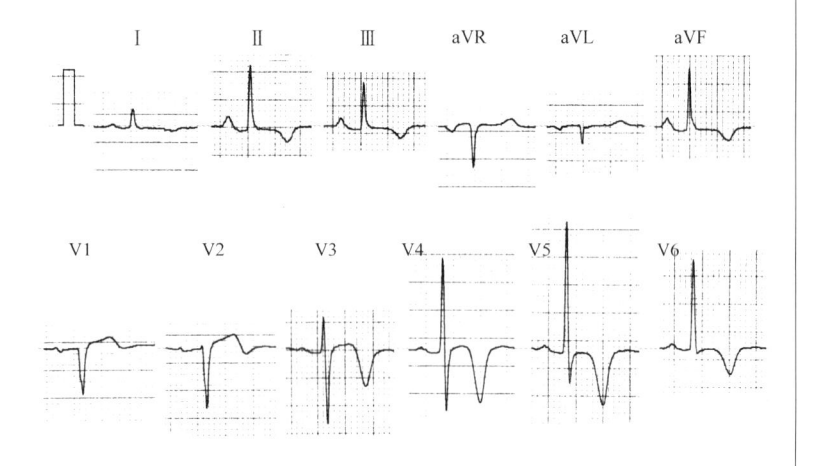

図 2-53 非Q波心筋梗塞による巨大陰性T波
94歳女性。左側誘導（Ⅰ, aVL, V5, V6）に軽度のST低下と巨大な陰性T波，V1とV2に軽度のST上昇を認めます。

極位置によるアーティファクトの混入を受けにくい四肢誘導のみで経過観察しました。

2-6 T 波   51

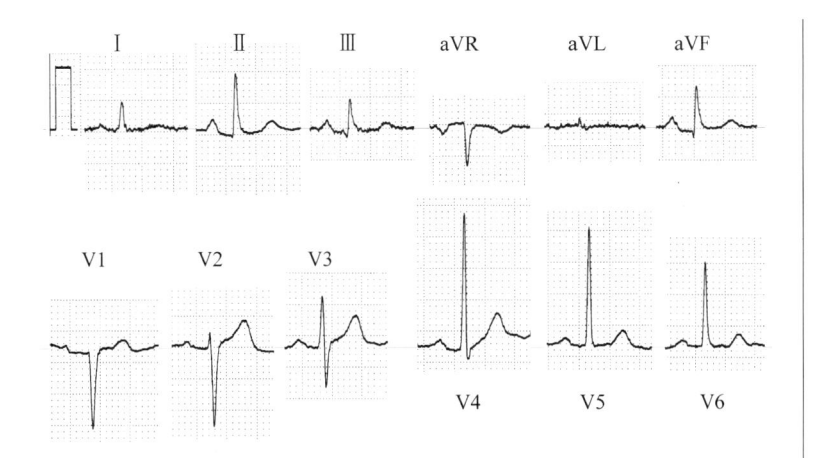

図 2-54 陰性 T 波の陽性化
図 2-53 から約 2 年後の心電図です。ほとんどの誘導で T 波が陽性化しています。

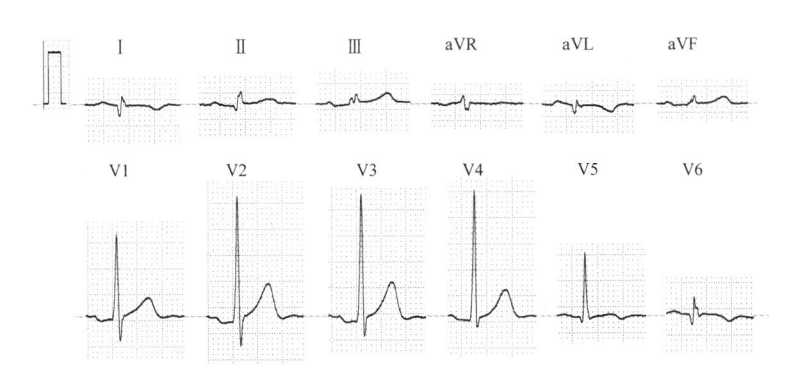

図 2-55 左心室瘤摘出術後
80 歳男性。急性心筋梗塞後に左心室瘤摘出術（および冠動脈バイパス術）を受けました。呈示した心電図は術後約 2 ヵ月が経過したときに記録されました。V1 の高い R 波，V6 の低い R 波は左室起電力が極端に低下していることを示しています。右室起電力が相対的優位になるので，右室肥大の診断基準（NOTE 参照）を満たす場合があります。本例では診断基準の 2 項目を満たしています。

NOTE
右室肥大の診断基準
以下の 1）〜3）のすべてを満たす場合は右室肥大と診断します。胸部誘導 QRS 振幅を指標にする際の注意点は左室肥大の場合と同じです。
1) RV1 > 7 mm，または
   RV1 + SV6 > 11 mm
2) R/SV1 > 1
3) R/SV6 < 1

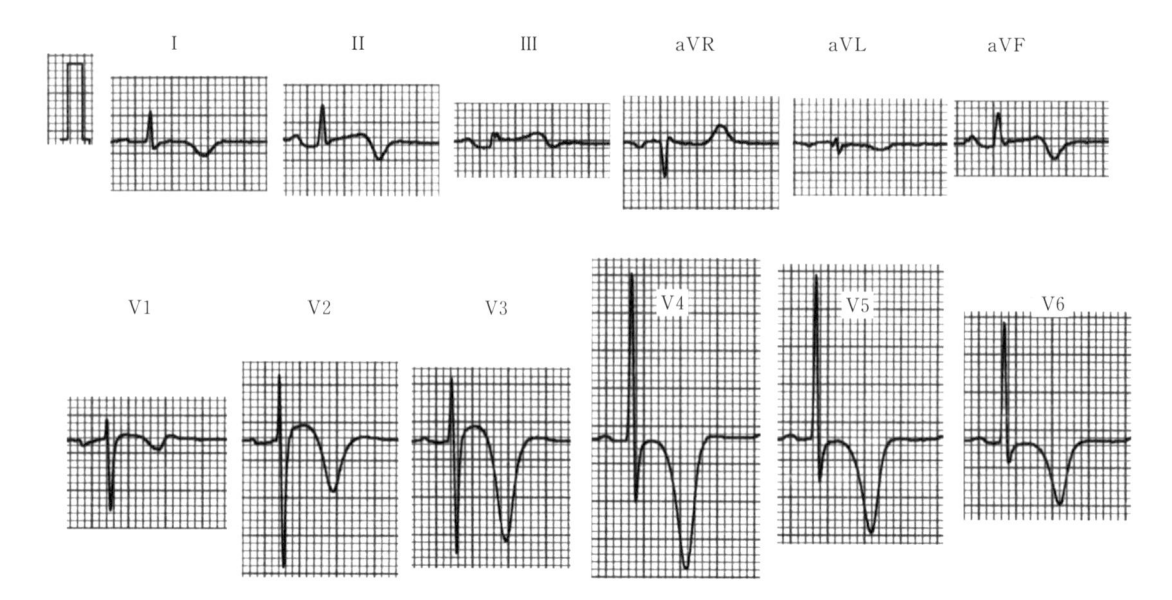

図 2-56　心筋炎後の巨大陰性 T 波
88 歳女性。発症から約 2 週間経過した時点での標準 12 誘導記録です。胸部誘導以外に I, II, aVL, aVF に陰性 T 波を認めます。

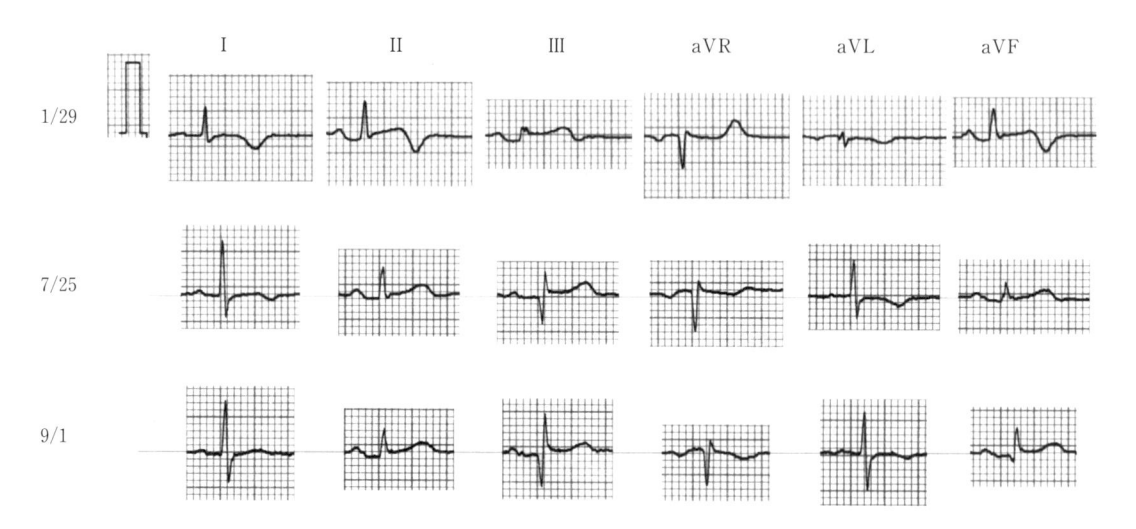

図 2-57　心筋炎後の T 波経過
発症して約 2 週間後から約 8 ヵ月間の経過記録です。I, II, aVL, aVF で認められた陰性 T 波は明らかに改善しました。

2-7　QT時間（QT間隔）

■QT時間とは

QT時間はQ波の始まりからT波の終わりまでの時間で，心室筋の興奮時間を反映します（図2-58）。

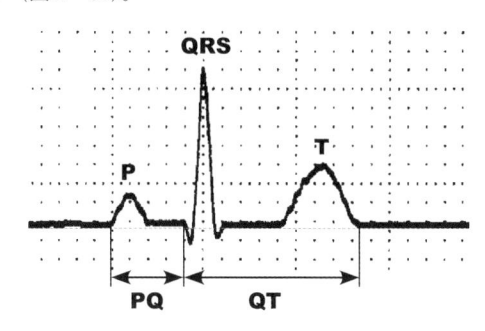

図 2-58　QT時間

■補正QT時間

QT間隔は年齢，性，心拍数に依存して変化します。特に心拍数の影響が大なので，その影響を補正した上で正常か異常かを判定しましょう。補正式としてはバゼット（Bazett）の式が普及しています。補正値はQTコレクト（QTc）と呼ばれ，正常値は0.35～0.44秒です。例題として実測QT間隔が0.4秒（HR 110）と0.5秒（HR 45）の2症例でのQTcを比較してみると，0.54秒 vs 0.43秒となり，実測値の大小とは逆になります。実践的には実測したRR間隔の半分が補正QT時間の上限だと仮定して，とりあえず，異常の有無を判定し，正確な計算は後で行います。

$$QTc = 実測したQT間隔/\sqrt{RR間隔}\ （単位は秒）$$

■活動電位の微分波形

QT時間の成因を考察します。そのために活動電位を微分してみます。図2-59は上段がカメ心室筋の活動電位，下段がその微分波形です。活動電位の再分極に一致する波形が下振れである点を除けば微分波形は心電図によく似ています。

活動電位

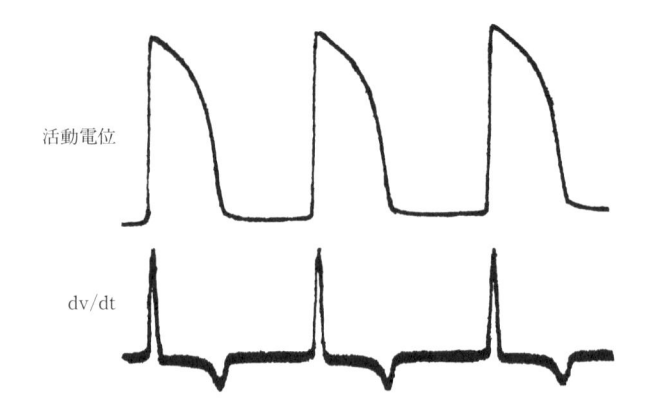

dv/dt

図 2-59　活動電位の微分波形
出典：Noble, D., The Initiation of the Heartbeat. 2nd ed., 1979, Oxford University Press, p. 138

■ QT 間隔と活動電位の関係

図2-60左は左右心室の模式図です。左心室壁内の心内膜側に細胞A，心外膜側に細胞Bがあると仮定します。図2-60右は細胞Aと細胞Bの活動電位（の模式図），および両者の重ね合わせです。両者の重ね合わせを吟味してみます。まず伝導時間に相当する立ち上がりの部分のズレがあります。このズレによりQRS波が形成されます。2番目の所見として，両者がプラトー相にあるための重なりが観察されます。この重なりがST分節を形成します。3番目の所見は，細胞Bの活動電位の方が先に再分極を始めるためのズレです。このズレが正常な陽性T波の形成に重要なわけですが，今までは心室筋興奮時間（すなわちQT時間）は細胞Aの活動電位持続時間にほぼ等しいと考えられてきました。ところが，最近は別の考え方が注目されています。それが次に検証するM細胞仮説です。

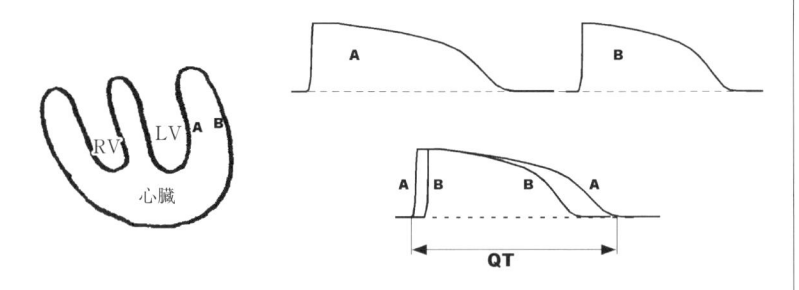

図 2-60　QT 間隔と活動電位の関係
細胞Aと細胞Bの活動電位を電位Aと電位Bとして模式的に描いています。

■ M細胞仮説

Antzelevitchら（総説としては Antzelevitch et al. (1991), Circ Res 69, 1427-1449）が提唱している仮説で，とりあえずM細胞仮説と呼びます。M

細胞とは心室壁中間層（midcardial layer）にある細胞群で，アルファベットのMは midcardial を意味します。心室壁の厚さを100％とすると中間部の60％程度の領域に存在すると考えられています。心内膜側から約20％の深部にあるM細胞群が持続時間の特に長い活動電位を発生します（図2-61）。M細胞は組織学的には心筋細胞ですが，電気生理学的・薬理学的には刺激伝導系に属するプルキンエ線維細胞に近いとされています。ヒト，イヌ，モルモット，ウサギで確認されています。

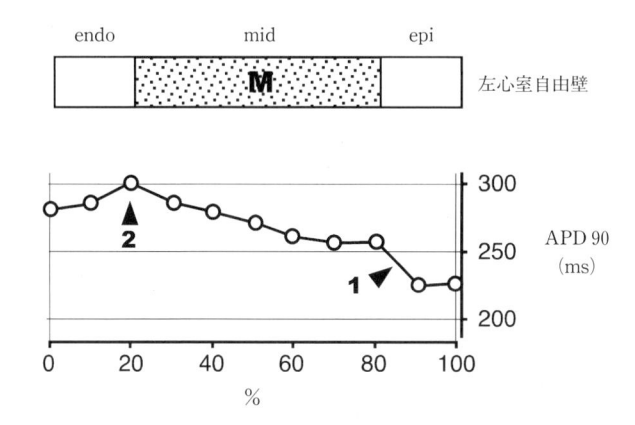

図2-61　M細胞の活動電位
上段：左心室自由壁切片の模式図。M細胞は中間層に存在します。下段：活動電位持続時間（APD, action potential duration）の場所による違い。縦軸は90％再分極した時点で測定したAPD（APD 90）で，横軸は外膜側までの厚さを表します。活動電位刺激頻度は1秒に1回でした。APD 90は厚さ20％で最大値（矢頭2），厚さ90〜100％で最小値を示します（矢頭1）。厚さ80〜90％の間で急激に小さくなり，この付近が外膜側細胞層とM細胞層の境目だと考えられます。Antzelevitchらの実験結果に基づいて作図しました。
出典：Yan et al., Circ 98, 1998, pp. 1921-1927

■M細胞とQT時間

イヌ左心室壁摘出標本を用いて心内膜側細胞，心外膜側細胞，M細胞からそれぞれの活動電位，および貫壁性心電図を同時記録すると，T波とM細胞活動電位がほぼ同時に終了することがわかりました（図2-62）。M細胞は抗不整脈薬に対する感受性の面でも特徴があります。すなわち，抗不整脈薬（特にVaughan-Williams分類の第3群薬）を投与すると活動電位が著明に延長します。これは心電図上QT時間が延長することを意味しますので，不整脈発生のトリガーポイントになりやすいと考えられています。

■代表的なQT時間異常——QT延長症（LQT, long-QT syndrome）

QT時間が延長（QTcが0.44秒以上）すると，多形性心室性頻拍（torsardes de pointes＝twisting of the points）のリスクが高くなります。失神発作や突然死の原因として注目されています。病因の圧倒的多数派は薬物で

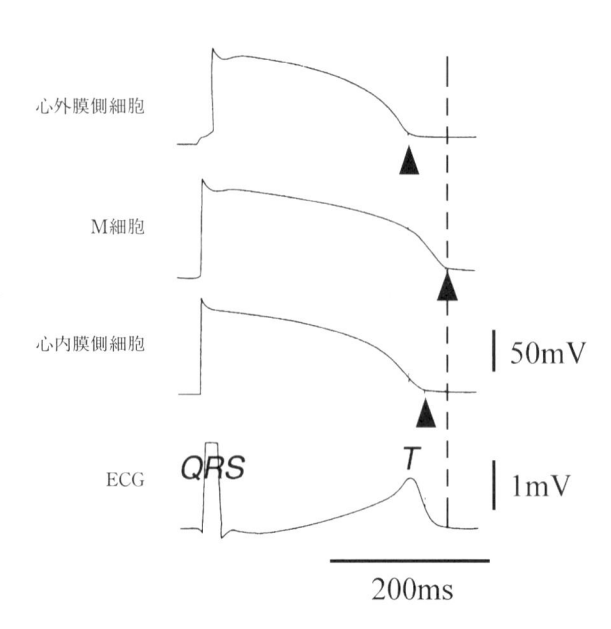

図 2-62 M細胞の活動電位と QT 時間の関係
上段から心外膜側細胞，M細胞，心内膜側細胞の活動電位，および貫壁性心電図。矢頭は活動電位の終わり，点線は QT 時間の終わりを表しています。活動電位刺激頻度は 2 秒に 1 回でした。Antzelevitch らの実験結果に基づいて作図しました。
出典：Yan et al., Circ 98, 1998, pp. 1928-1936

> [!NOTE]
> **QT-dispersion**
> QT-dispersion とは標準 12 誘導心電図における最大 QT 時間と最小 QT 時間の差と定義されています。単位は ms です。この値の大小は心室筋各部位における再分極過程のタイミングのばらつきを反映すると解釈されています。

す。代表的薬物としては抗不整脈薬第 1 群（例・ジソピラミド）や抗アレルギー薬としての抗ヒスタミン薬（H1ブロッカー）が注目されています（表 2-4）。

表 2-4　後天性 QT 延長症

原　因	薬物・病態など
薬　物	抗不整脈薬第 1 群（ジソピラミド，キンジンなど） 抗うつ薬（トリプタノールなど） 抗アレルギー薬（テルフェナジンなど） マクロライド系抗菌薬（クラリスロマイシンなど） 消化管運動促進薬（シサプリドなど）
その他	低 K 血症 クモ膜下出血 甲状腺機能低下症

■薬物性 LQT 症例

まず日常的に遭遇する機会の多い薬物性 LQT から吟味しましょう。図 2-63 に示す症例は数ヵ月間以上抗不整脈薬リスモダン（一般名ジソピラミド）を内服した状態で病院に紹介されました。ジソピラミドの主な作用は Na

ジソピラミド中止前

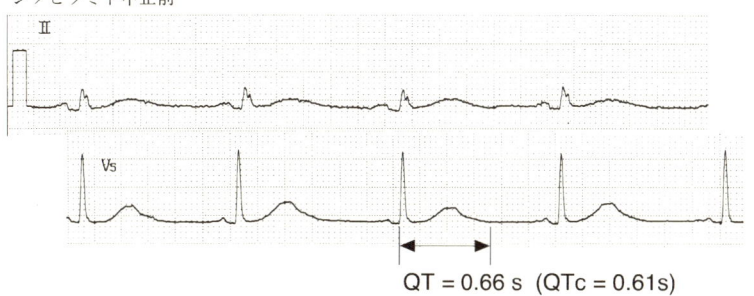

QT = 0.66 s （QTc = 0.61s）

ジソピラミド中止後

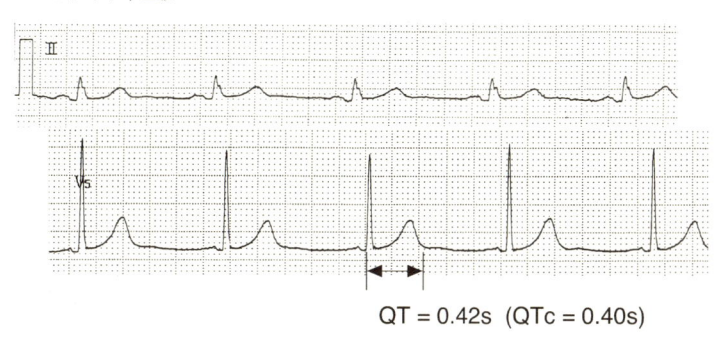

QT = 0.42s （QTc = 0.40s）

図 2 - 63　ジソピラミド誘発性 LQT
上段がジソピラミド投与中，下段が投薬中止後の心電図誘導 II と V 5 波形。QT は QT 時間，QTc は補正した QT 時間。

チャネルのブロックですが，K チャネルをブロックすることもよく知られています。QTc は正常範囲をはるかに超えて延長していました。薬物性 LQT を疑いリスモダンの処方を中止したところ約 2 週間後に QTc が正常化しました。

2-8　U　波

■U 波とは

U 波は T 波の後に観察される非常に小さな緩やかな波で，もし観察される場合には図 2 - 64 のように見えます。健常者から記録される場合もあり，その成因はまだよくわかっていません。U 波の異常は表 2 - 5 にまとめました。事例として低 Ca 血症を伴った低 K 血症例の巨大 U 波を紹介します。

■代表的な U 波異常──血清 K 濃度異常

ヒト血液中の K 濃度は Na 濃度の約 3 ％しかありません。人体では K^+ を積

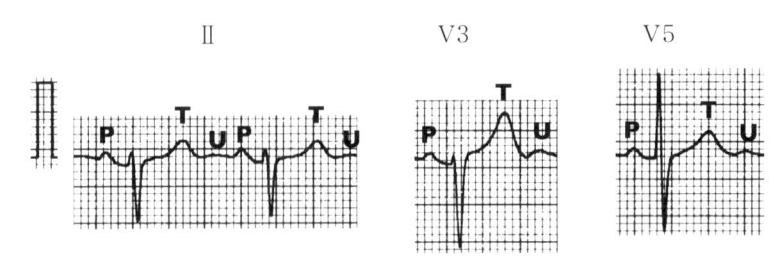

図 2-64 U波
誘導 II, V3, V5。

極的に排泄するような仕組みが働いているからです。その結果，血清K濃度は非常に狭い範囲（3〜5 mEq/l）に保たれています。その主役は腎臓尿細管で，その尿細管の機能はアルドステロンにより調節されているので，内分泌疾患（例・アジソン病）や腎不全になる，或いは抗アルドステロン薬（例・K保持性利尿薬）を連用すると尿細管機能が低下し高K血症になります。広汎な組織損傷では細胞内からK$^+$が漏出し局所的な高K環境が生じます。心筋梗塞が好例です。心電図ではT波が増高〜先鋭化しテント状T波に変化しますが，このとき心筋細胞レベルでは，細胞膜の脱分極，活動電位の振幅減少，活動電位立ち上がり速度の減少が起きています。

細胞レベルでの変化が心電図の変化にどのように反映されるかは非常にむずかしい問題です。しかし，M細胞仮説を採用すると比較的簡単に理解できます。図を用いて吟味してみましょう。図2-65はAntzelevitchらのイヌ左心室壁摘出標本を用いた実験結果です。高K血症では活動電位が短くなりますが，短縮の度合いがM細胞と心外膜側細胞で異なるというのがポイントです。M細胞活動電位から心外膜側細胞活動電位を引き算（計算結果，すなわち両者の差をグラディエント gradient と呼びます）してみると理解しやすいかと思います。グラディエントは正常K（4 mM）のときより高K（6 mM）のときの方が大です。この結果，活動電位再分極相のグラディエントを反映するT波は増高し，テント状に変化します。

表 2-5 U波の異常

種類	判定基準	代表的疾患
増高	1 mm以上	低K血症
陰性化	aVR以外で下振れ	心筋虚血，大動脈弁閉鎖不全症（逆流症）

表2-6は低K血症を生じる主な病態のまとめですが，低K血症ではT波が平坦化します。細胞レベルでの変化もT波の変化も高Kの場合とは逆，解釈も逆になります。

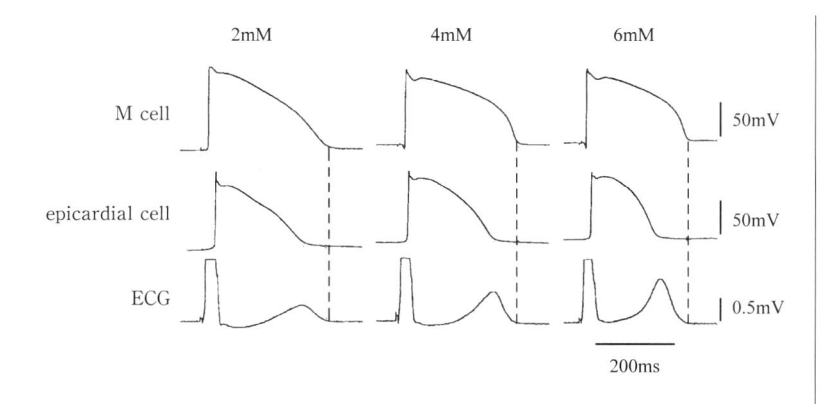

```
         2mM              4mM              6mM

M cell                                                    ⎤
                                                          ⎥ 50mV
                                                          ⎦

epicardial cell                                           ⎤
                                                          ⎥ 50mV
                                                          ⎦

ECG                                                       ⎤
                                                          ⎥ 0.5mV
                                                          ⎦
                                    200ms
```

図 2-65 血清 K 濃度異常時の T 波の変化
上段から下段に，M 細胞活動電位，心外膜側細胞活動電位，および心電図。各カラムは左から右に，低 K（2 mM），正常 K（4 mM），および高 K（6 mM）。
出典：Yan et al., Circ 98, 1998, pp. 1928-1936

表 2-6 低 K 血症を生じる主な病態

高アルドステロン血症
クッシング症候群
肝硬変
重度の下痢・嘔吐
ループ利尿薬の連用
インスリンの連用・ブドウ糖の大量点滴
甘草の連用（偽アルドステロン症）

注：運動後のブドウ糖摂取は低 K 血症性家族性周期性四肢麻痺（先天性 Na チャネル異常）の誘因としてよく知られています。
注：甘草はシャックリ（吃逆）やこむらがえりなどに対して有効な場合があります。

■低 Ca 血症を伴った低 K 血症例（図 2-66）

症例：50 歳男性
主訴：下肢脱力感，起立不能
基礎疾患：統合失調症
病歴：1 ヵ月前から水分摂取量が異常に亢進し，血圧変動が激しくなった。5 日前から起床時のふらふら感が出現。当日朝，起立不能になった。
生化学検査：Na＝125 mEq，K＝1.2 mEq，Cl＝70 mEq，Ca＝4.1 mg/dl。
心電図所見：低 K による T 波平坦化と U 波増高，低 Ca による QT 延長が相まって，いかにも T 波がダラーとなってしまった感じがします（矢頭）。QT 間隔を図のように設定した場合の実測値は 0.62 秒，RR 間隔 0.786 秒により補正した QTc は 0.7 秒でした。この値は U 波の存在を考慮すれば過大評価の可能性が高いと思われましたが，直ちに専門病院に救急搬送しました。電解質を補正後に帰院。

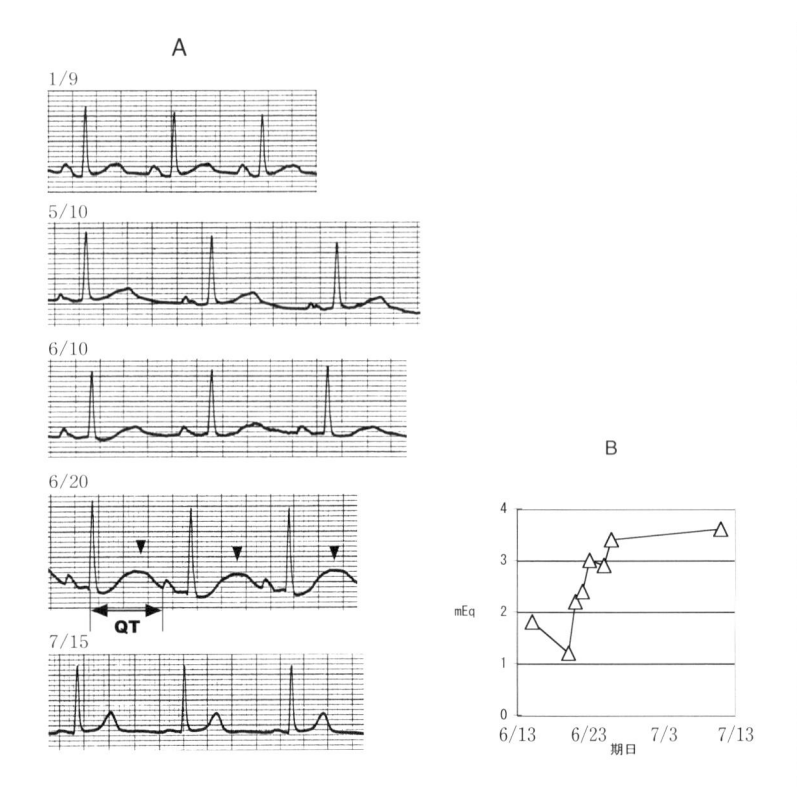

図 2-66 低Ca血症を伴った低K血症例
カラムAは心電図・波形で，心電図左上の数字は期日（月/日）を示します。カラムBは血清K濃度の経過です。縦軸が血清K濃度（単位はmEq），横軸は期日（月/日）。

第 3 章

その他の心電図異常

3-1　心房細動——心拍数と調律の異常

■どんな病態

この病態では心房のあちこちで発生した興奮が房室結節を at random に興奮させてしまいます（図3-1）。興奮の頻度は 350～600/min とされます。房室結節中を興奮波が通過し終わるまで次の興奮波はブロックされます。通過数が増し，頻脈になった状態を頻脈性心房細動（rapid af）と呼びます。心房細動の経過観察には V 1 誘導が最適です。

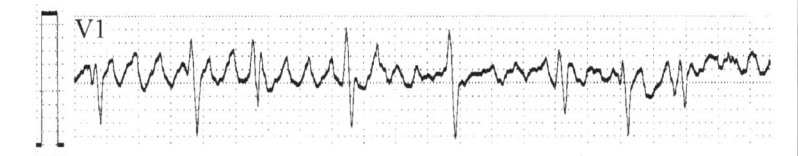

図 3-1　心房細動
71歳男性。心電図 V 1。心電図所見：R 波の前に P 波がなく，R 波の間隔はデタラメです。これを絶対性不整脈と呼びます。細動波（ f 波）のために基線が不規則に動揺しています。f 波のせいで T 波が不明瞭です。

■頻脈性心房細動（rapid af）

心房細動とは心房のあちこちで発生した異常興奮が房室結節を at random に通過してしまう病態です。通過数が増し，頻脈になった状態を頻脈性心房細動と呼びます。1分間に 300 回以上もの興奮が無秩序に起こるので，もしこれがそのまま 1 対 1 で房室結節から心室筋へ伝わると一大事です。なぜなら心室は十分な血液を溜めてから収縮することではじめてポンプとして働くことができるからです。心房内異常興奮頻度は 350～600/min なので，もしこれらの 3 割が通過すると仮定すると心室興奮頻度は 105～180/min になると予想されます。実際には興奮は 2 回に 1 回程度しか繋がらず，心拍数は最大でも 150～180 bpm に落ち着きます。この時期の症状は動悸，胸苦しさ，

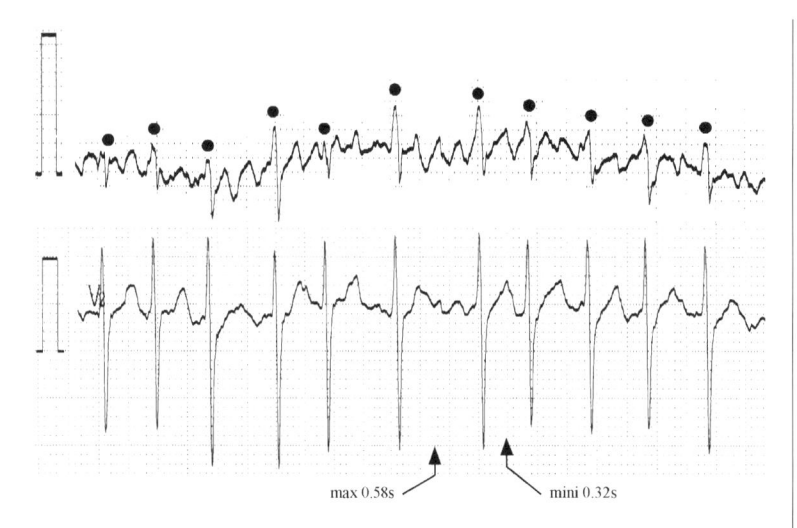

図 3-2　頻脈性心房細動
71歳男性。心電図 V 1（上段）と V 2（下段）。丸印は V 2 の QRS 波の位置から推定した V 1 の QRS 波です。心電図 V 1 で f 波が認められ，V 2 で QRS 波が絶対不整なので比較的簡単に心房細動と診断できます。RR 間隔の最大値は 0.58 s（HR 103 に相当），最小値は 0.32 s（HR 188 に相当），平均心拍数は 165 bpm でした。

気分不良，冷や汗などです。房室結節の伝導速度を遅くするような薬物による治療が適応されます。では症例を吟味しましょう（図 3-2）。

■徐脈性心房細動（＝慢性化した心房細動のエンドステージ）
心房細動が慢性化すると房室結節の応答性が低下して心拍数が 50〜100 bpm に低下し，それと同時に症状が消えます。さらに応答性が低下すると徐脈化し，Adams-Stokes 失神発作のリスクが高くなります。

■心房細動と心房粗動との違い
心房粗動では頻度 300/min 前後の粗動波（F 波）が明瞭に認められます（図 3-3）。房室結節は心房からの興奮を 2：1，または 4：1 でしか伝えられず，心拍数は 150 bpm 前後，または 75 bpm 前後を示します。注意しないと整脈と誤解してしまいます。

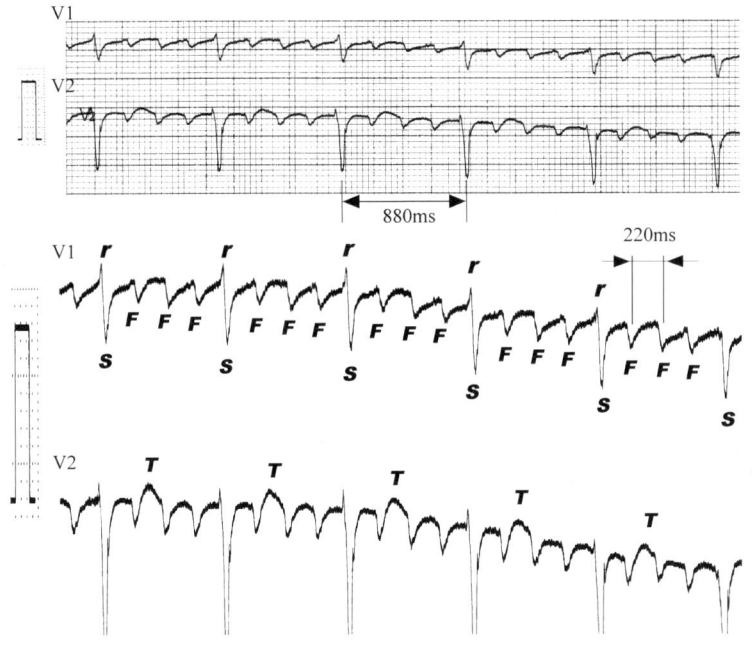

図 3-3　心房粗動
心筋梗塞の既往歴がある 67 歳男性。心電図 V 1 と V 2。上段が通常の，下段が 3 倍感度での記録です。規則正しい粗動波（F 波）が特徴です。F 波が 272/min（FF 間隔が 220 ms），QRS 波が 68/min（rS 型の QRS 波の間隔が 880 ms），つまり 3：1 伝導を示しています。

STEP UP
心房細動を起こす代表的疾患──僧帽弁狭窄症

どんな病態
僧帽弁膜症は器質的・機能的に僧帽弁の機能が障害された病態で，狭窄症と逆流症（閉鎖不全症）に大別されます。リウマチ熱（rheumatic fever）の後遺症としてのリウマチ性心臓病（rheumatic heart disease）が代表的です。僧帽弁口が狭いために左心房までの流れ（左心房，肺静脈，肺毛細血管，肺動脈，右心室，右心房，大静脈系）に鬱血が起こります。
　鬱血の影響を考察するためにまず左室内圧と左房内圧を調べてみましょう。図 3-4 は心臓カテーテル法で測定した左室内圧（LV）と左房内圧（LA）の模式図です。正常では前者＞＞後者の関係です。図中丸印 3 の時点で大動脈弁が閉鎖し，II 音（正確には II 音の大動脈弁成分 A 2）が発生します。丸印 4 の時点で僧帽弁が開放しますが，通常は音が小さすぎて聴診できません。僧帽弁狭窄症では左心房に鬱血が起こる結果，左房内圧が上昇します。図 3-4 には軽症例と重症例を模式化しています。開きにくくなった僧帽弁は開く際にはパーンと開くので大きな音を発生します。これが僧帽弁狭窄症に特徴的な僧帽弁開放音（OS, opening snap）で，「パーン」（或いは「ターン」）と聞こえます。重症化すればOSがII音に近づくため，II音からOSまでの時間（II OS時間，略して II OS）が短縮します。僧帽弁狭窄症が重症化する過程で心房細動が出現します。

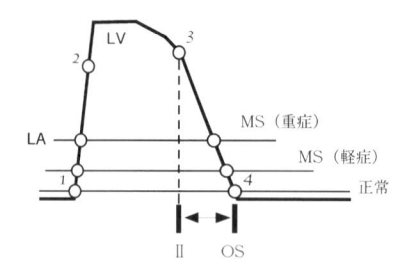

図3-4 左房内圧の変化
横軸は時間, 縦軸は圧力を表します。実際の値は省略して描かれています。図中丸印は1から4の順に, 僧帽弁閉鎖, 大動脈弁開放, 大動脈弁閉鎖, 僧帽弁開放のタイミングを示します。

心電図所見と症例

左心房では左房負荷が生じ心電図P波に僧帽P (mitral P) が認められます (図3-5)。僧帽弁狭窄症は高頻度で心房細動を伴いますが, 心房細動になるとP波が消失し, 細動波 (f波) が現れます。

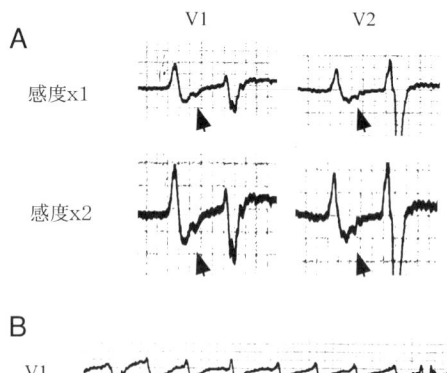

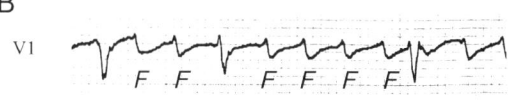

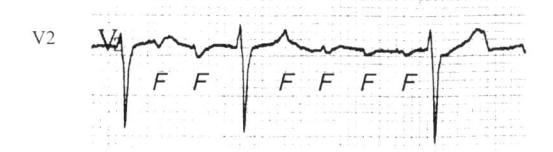

図3-5 僧帽弁狭窄症
71歳女性。(A) 胸部誘導V1とV2で観察された僧帽P。(B) この症例はしばしば心房粗動を繰り返しました。Fは粗動波です。

3-2 洞機能不全症候群——心拍数と調律の異常

■どんな病態

洞機能不全症候群（sick sinus syndrome）は洞結節またはその周囲の病変により洞性徐脈，洞停止，洞房ブロック，徐脈と頻脈の交互出現などを来す疾患の総称で，以下の3型に分類されます（表3-1）。約半数は原因不明で，残りは虚血性心疾患，心筋症，高血圧性心臓病などの基礎疾患を有します。

表3-1 洞機能不全症候群の分類

分類	特徴
Ⅰ型	持続性の洞性徐脈：HR≦50
Ⅱ型	一過性〜持続性の洞停止または洞房ブロック
Ⅲ型	徐脈頻脈症候群で，Ⅰ型またはⅡ型に発作性心房細動や上室性頻脈を合併した病態

注：Ⅰ型はP波のリズムが遅い型，Ⅱ型はP波が形成されない型と言い換えることも可能です。

症状
心拍出量低下による中枢神経症状（めまい，Adams-Stokes失神発作）や全身症状（心不全症状：易疲労感，息切れ）が出現しますが10〜30％では無症状だとされています。

検査
1) 24時間心電図検査
2) 誘発検査：自動能を上回る頻回反復刺激（100〜150/minを30〜120秒）後の自発P波までの時間（洞結節回復時間SNRT）を計測します。正常では1.5秒以内。ただし，心臓カテーテル検査実施可能な施設に限られます。

■洞機能不全症候群Ⅲ型

徐脈（HR<50）と頻脈（HR>100）を繰り返し，時に失神発作を生じます。心拍出量低下による中枢神経症状（めまい，Adams-Stokes失神発作）や全身症状（心不全症状：易疲労感，息切れ）が出現しますが，10〜30％の症例では無症状です。まず症例を吟味してみましょう。

　最初の症例は83歳男性で，以前から朝食後などに頻脈を起こしていましたが，最近しばしば徐脈を起こすようになりました（図3-6）。

徐脈（HR36）午前3時34分

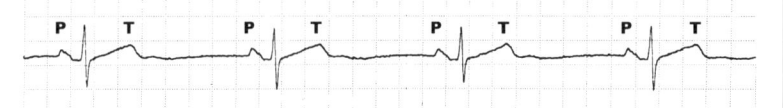

頻脈（HR120）午前8時42分

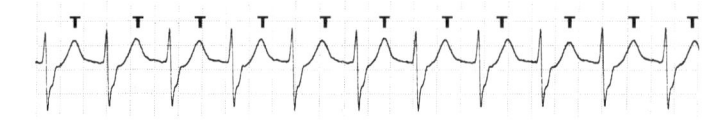

図 3-6　SSS 症例 1
心電図Ⅱ波形は深夜には徐脈，朝食後に頻脈だったことを示しています。

　次の症例です。図 3-7 に示したモニター心電図波形からは頻脈性心房細動または発作性上室性頻脈症が考えられました。この場合の鑑別診断には病歴と薬歴が重要です（図 3-7 B）。

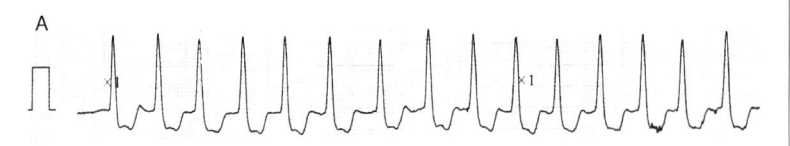

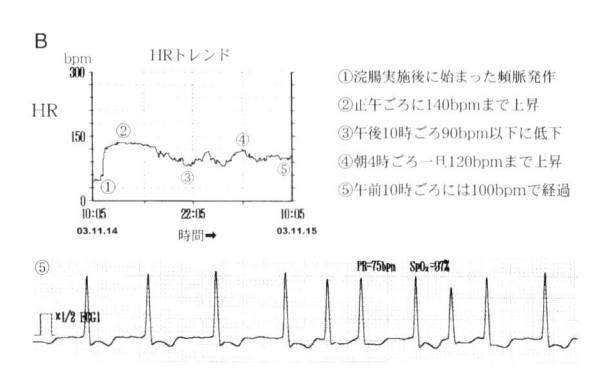

A

B　HRトレンド

①浣腸実施後に始まった頻脈発作
②正午ごろに140bpmまで上昇
③午後10時ごろ90bpm以下に低下
④朝4時ごろ一旦120bpmまで上昇
⑤午前10時ごろには100bpmで経過

図 3-7　SSS 症例 2
83歳女性。上段（A）のモニター心電図は心拍数 150 bpm で P 波が判別できない頻脈を示しています。
　QRS 波は持続時間が 0.1 秒未満で幅広くはありません。RR 間隔はほぼ等しく絶対性不整脈とはいえません。（B）病歴。彼女は今までに何度も頻脈性心房細動を起こして病院に搬送されたことがあり，洞機能不全症候群と診断されていました。前回退院時には抗不整脈薬アスペノン（一般名アプリンジン）が処方されていました。グラフは浣腸を契機に始まった頻脈の 24 時間トレンドです。発作性上室性頻脈症のトレンドとしては考えにくいと判断されます。

3-3 発作性上室性頻脈症――心拍数と調律の異常

■どんな病態

発作性上室性頻脈症（PSVT, paroxysmal supraventricular tachycardia）は明瞭なP波を欠く頻脈で，洞結節より下位，ヒス側より上位の部位が異常興奮を起こす病態です。メカニズムとしてはリエントリー（re-entry）が多数派です。典型的なPSVTは始まりと終わりが突然で，患者はしばしば何時何分に始まったとか，何時何分に終わったなどと記憶しています。問診が大事です。心拍数が130～200/minに上昇するため，速やかな処置が必要です。では，発作時と非発作時の心電図波形を吟味してみます（図3-8）。

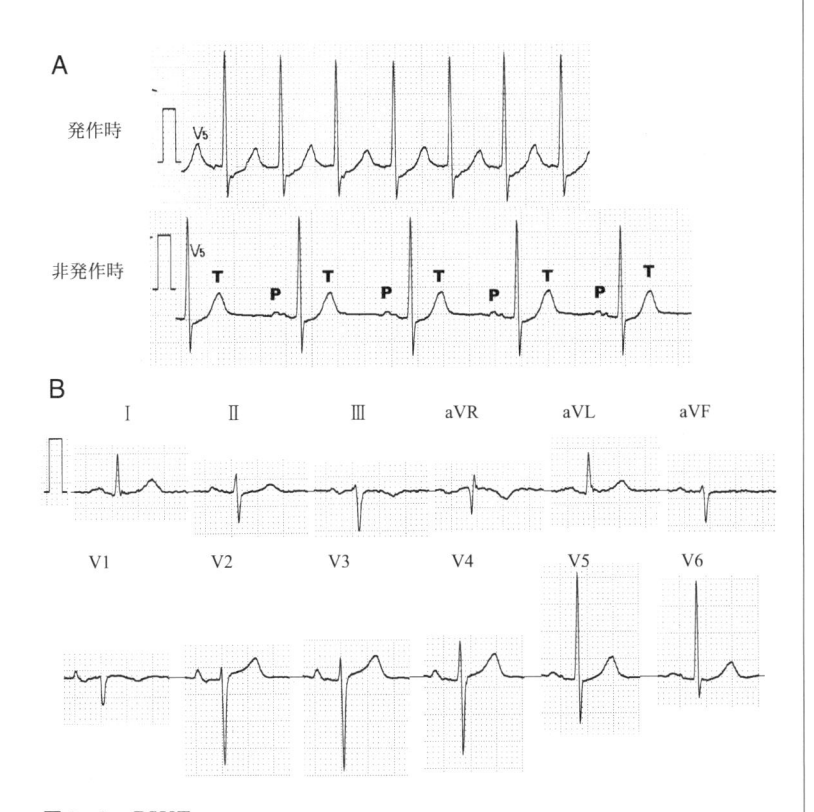

図3-8　PSVT
上段（A）は心電図V5波形。心拍数は発作時160 bpm，非発作時70 bpmで非発作時にはP波がありますが，発作時にはありません。発作時にはSTが低下しています（頻脈性ST低下）が，非発作時の標準12誘導心電図（B）には水平心（横位心）以外に特別な異常は認められません。

■ PSVT の成因：リエントリー説

リエントリーは PSVT を説明するときにしばしば使用される概念です。古典的な解釈ではリエントリー回路は，回路入口と出口，正常な回廊（コリドー）と障害された回廊から成り，以下の条件が成立すると活動電位は回路をグルグルと旋回しそのたびに回路出口から活動電位が抜けることができるとされました（図 3-9）。

1）一方向性伝導ブロック（正常回廊からのみ侵入可）
2）障害部における遅い伝導
3）活動電位が障害部を抜けたときに，正常回廊入口が不応期を脱している

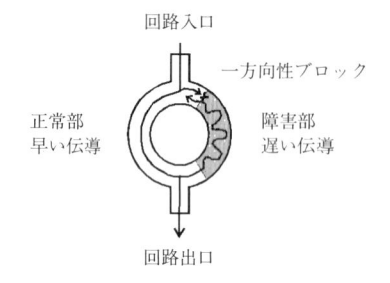

図 3-9　リエントリー回路

以上を一般化すると，2つの条件，

4）伝導速度は速いが不応期の長い回廊と伝導速度は遅いが不応期が短い2つの回廊があり
5）後者に正方向から進入した興奮は途中で消滅するが，逆伝導性興奮は消滅しない

が成立すればリエントリーが起こり得ることになります。

臨床的には PSVT のリエントリー回路は房室結節内に成立するか，房室結節とケント束を利用して成立する，つまり WPW 症候群を基礎にして発生するかのどちらかである場合が圧倒的多数派です。心房内にリエントリー回路が成立すると心房粗動が起こります。

■ リエントリーの意義

上室性頻脈のメカニズムとしては房室結節リエントリーと房室リエントリーが最もポピュラーです。日常的に経験する症例はどちらかのタイプだと考えて差し支えありません。前者では房室結節内にリエントリー回路が生じますが，回路が成立するためには回路を構成する2つの伝導路の伝導速度が異なることが必要です。後者ではリエントリー回路は正常刺激伝導系とケント束から構成されます。

心房粗動の原因もリエントリーです。リエントリー回路がどこに成立するかについては少し複雑です。まず明らかな基礎疾患がないタイプ（これを通

常型と呼びます）では右心房内に成立します。右心房の内面には上大静脈の開口部と下大静脈の開口部の間に山脈のような構造（分界稜）が走っています；右心房を外側から観察すると分界稜に相当する部位が溝（分界溝）になっています。リエントリー回路はこの山脈を取り囲むように成立すると考えられています。心房粗動ではＶ１で上向きのＦ波が観察されます。基礎疾患に伴う心房粗動の場合にはいろいろな部位に回路が成立する可能性が高いと考えられています。

したがって，Ｖ１で下向きのＦ波が観察される場合もあります。

■ PSVT薬物療法の基本方針

ATPかカルシウム拮抗薬を選択します。カルシウム拮抗薬を使用した治療例は参考図書として紹介した『高齢者医療ハンドブック』（p. 19，図3）をご覧ください。

■ ATPの作用メカニズム

ATPはPSVTに対する薬物治療の第一選択薬です。通常はワンショットで一気に静注します。ATP効果の背景を吟味しましょう。静注されたATPは心臓に到達するまでにどんどんアデノシンに分解されます。このアデノシンがPSVTを停止させます。アデノシンはまずＡ１受容体を活性化させます。Ａ１受容体はＧタンパク共役型で，αサブユニットから解離した$\beta\gamma$サブユニットがある種のＫチャネルを開孔させ過分極を誘発します。この過分極が房室結節における活動電位伝導を抑制すると解釈されています。ちなみに，ムスカリン性受容体も同じＫチャネルを開孔させます。アデノシンを投与するのがベストですが，日本では認められていません。そこで次善の策としてATPを代用しているのです。

3-4　心室性頻脈症──心拍数と調律異常

■ どんな病態

心室内異所性興奮が心室筋全体を高頻度（140〜180 bpm）で旋回する状態です（図3-10）。心臓のポンプ機能がガクンと低下するので，緊急処置が必要です。多源性の心室性頻脈はTdP（torsardes de pointes）と呼ばれ特に危険です。

■ 心室性頻脈症

患者は受診の20年以上前に不整脈を指摘されたにもかかわらず放置していた63歳の女性です。1年半前に数秒間の失神発作を起こしましたが，すぐに回復したのでまた放置しました。1週間前に動悸と眼前暗黒感が頻発し，

3日前には職場で数秒間失神したため、やっと近くの医院を受診しました。初診時の血圧は 146/90 mmHg、脈拍数は 62/min でしたが、モニター心電図を装着したところ一過性の心室性頻脈が頻発していました（図 3-11）。頻脈症は非 TdP タイプでしたが、医療圏基幹病院での精密検査を勧められました。

> **NOTE**
> **TdP（torsardes de pointes）**
> TdP はフランス語の torsardes de pointes（トルサーデポアンと発音します）の略語で、英語に直訳すると twisting of the points です。QRS ベクトルが心拍毎に変化する様をツイストと表現しています。通常の心室性頻脈症と区別するために多形性心室性頻脈症とも呼ばれます。

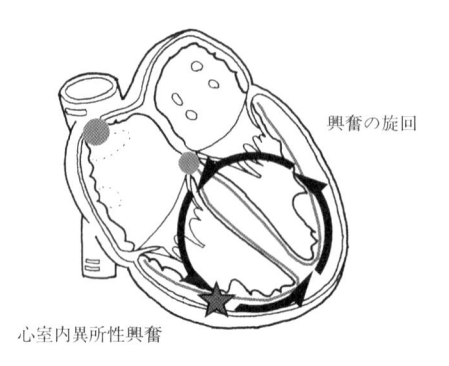

図 3-10 心室性頻脈症の模式図

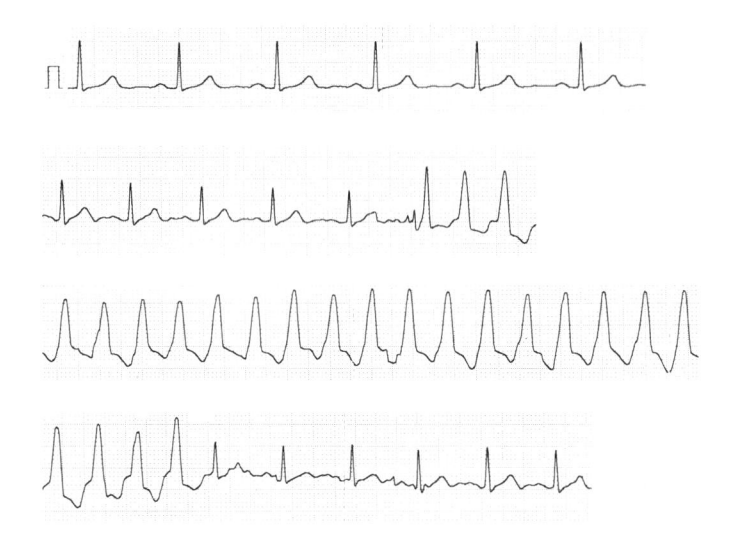

図 3-11 心室性頻脈症
モニター波形は標準四肢誘導 II 波形に相当します。最上段が非発作時の波形で洞調律（心拍数は 63 bpm）、発作時の平均心拍数は 158 bpm でした。

3-5　高血圧性心臓病──QRS波高電位とST-T変化

■どんな病態
末梢血管抵抗が増大すると左心室が収縮力を増して，それに打ち勝って血液を拍出します．しかし，高血圧が持続すると最後には心臓のポンプ機能が低下してしまいます．この病態を高血圧性心臓病と総称します．主な徴候は身体各所に生じる鬱血です．胸部X線検査では心陰影の拡大が認められます．

■ST-T変化を伴う左室肥大を示した症例
最初の症例は15年以上の高血圧治療歴があり，高血圧が原因と考えられる脳卒中（脳出血）の既往歴があります．左側誘導（I，aVL，V5，V6）で陰性T波を認めます（図3-12）．陰性T波を生じる機序は第2章T波の節で説明した第3番目の可能性（左心室壁での伝導時間の延長，p.45）でうまく説明できます．

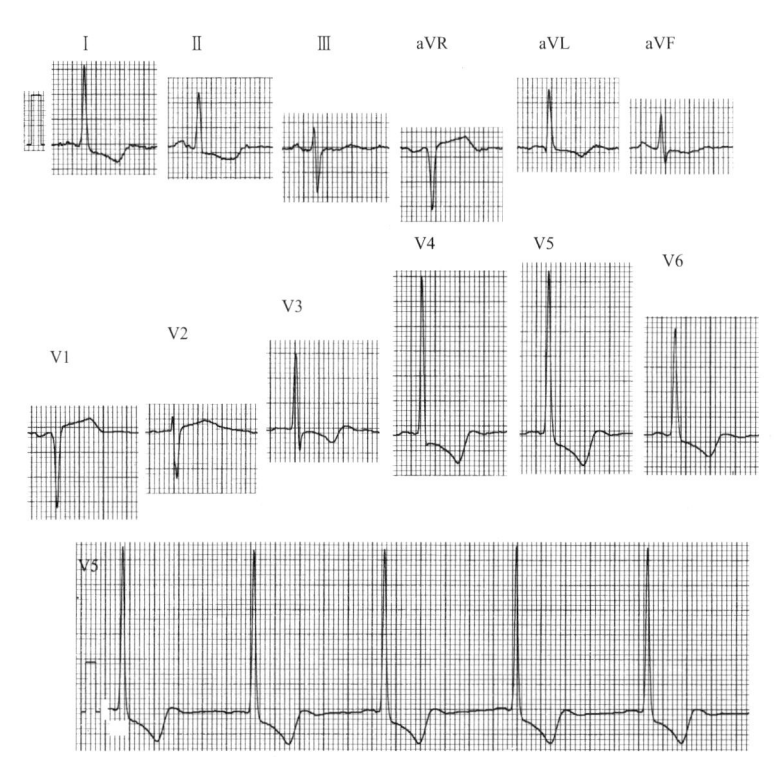

図3-12　高血圧性心臓病
75歳女性．心電図検査を実施した当時はカルシウム拮抗薬アムロジピンと $\alpha\beta$ 遮断薬カルベジロールを内服中で，最高血圧は140 mmHg未満にコントロールされていました．心電図では左室高電位（SV1＋RV5＝15＋32＝47 mm＝4.7 mV）と陰性T波を伴うストレイン型のST低下が認められました．

3-6 心嚢液貯留——QRS波低電位

■どんな病態

心臓と心嚢の隙間には液体（心嚢液）が存在し，潤滑油のように働いています（図3-13）。心嚢液貯留とは何らかの原因で心嚢内に大量の液体が貯留した病態を意味します。心嚢液貯留例の心電図はしばしば低電位傾向を示します。

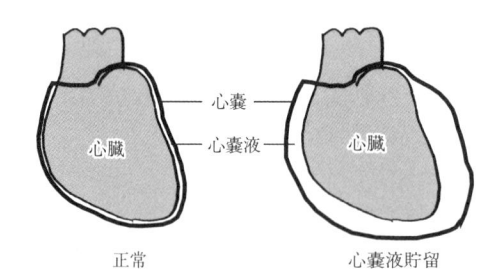

図3-13 心嚢液貯留の模式図
左が正常時，右が心嚢液貯留時。

■心電図低電位を示した心嚢液貯留例

実例を吟味してみましょう（図3-14）。本例では心嚢液穿刺を行いましたが，その前後の胸部X線写真と心電図を示します。この症例はもともと心房細動でした。

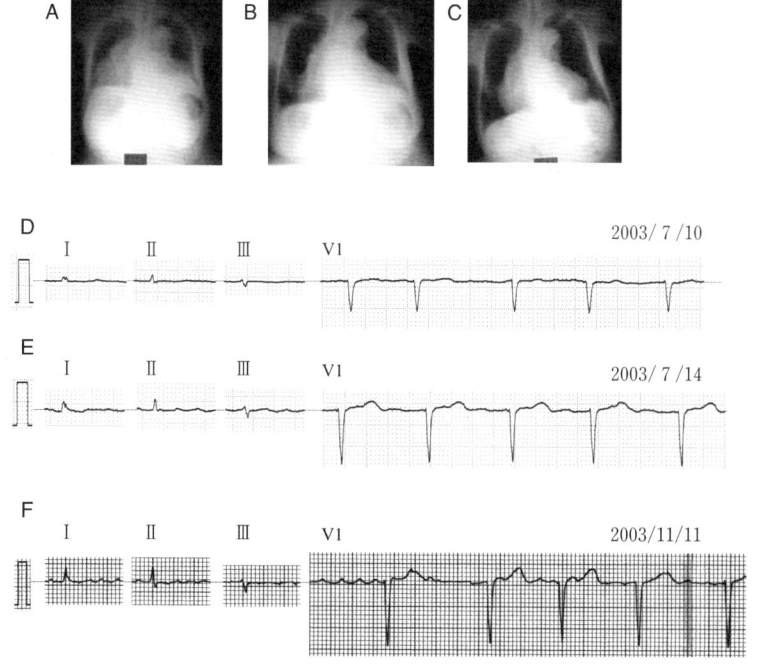

図 3-14　心嚢液貯留

上段（A～C）は心嚢液貯留の胸部 X 線写真。左から，03/7/10（心嚢穿刺前），03/7/10（心嚢穿刺直後），および 03/7/14（穿刺して 4 日後）。下段（D～F）は心電図。(D) 03/7/10 の波形で心嚢穿刺前で低電位（肢誘導＜5 mV，胸部誘導＜10 mV）を認めました。(E) 03/7/14 の検査では胸部誘導では低電位が改善しましたが，肢誘導は依然として＜5 mV でした。(F) 03/11/11 の検査では僅かながら更に改善しました。

3-7. ジギタリス効果——ST 低下

■ジギタリスとは

ジギタリスは地中海沿岸原産のゴマノハグサ科多年草で，全草（特に葉）が毒成分ジギトキシンを含みます（図 3-15）。ジギトキシンは心不全の特効薬ですが，作用の本質は Na ポンプの選択的阻害です。ポンプを阻害する結果，心筋細胞内のカルシウム濃度を高め，心筋収縮力を強めます。中毒症状は嘔吐や下痢などの消化器症状，不整脈，頭痛，めまいなど多彩です。心停止による死亡例も報告されています。

心不全症例に対してジギトキシンを適応すると，まず脈が遅くなります（徐脈化）。これは洞結節の歩調取り電位の抑制と房室結節内での伝導抑制によると解釈されていますが，そのメカニズムはよくわかっていません。心電図波形の変化としては PQ 時間の延長（房室ブロック化）と QT 時間の短縮，ST 分節の盆状降下が知られています。ST 分節の盆状降下のメカニ

ムもまだよくわかっていませんが，PQ 時間の延長は房室結節内での伝導抑制，QT 時間の短縮は心筋収縮力増強を反映するからだという解釈が一般的です。

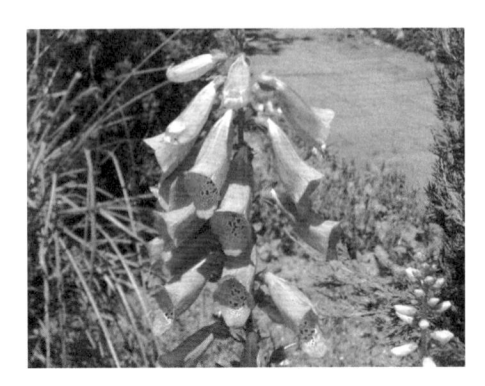

図 3-15　ジギタリス
出典：時政孝行著『かぶとやまの薬草』2005 年，新風舎，p. 32

■ジギタリス効果
ジギタリスを連用した際に認められる特徴的な ST-T 変化を紹介します（図 3-16）。

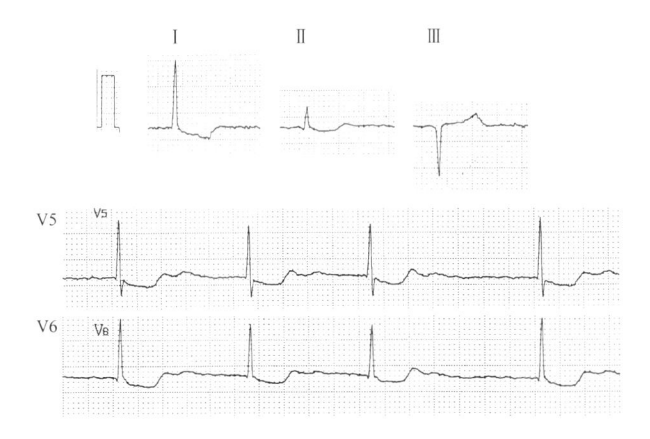

図 3-16　ST 盆状降下（ジギタリス効果）
64 歳男性。4 年前に心房細動を指摘されましたが放置したところ，約 4 ヵ月前に心原性脳梗塞を受傷しました。受傷後は抗血栓薬クマリン（商品名ワーファリン）とメチルジゴキシン（商品名ラニラピッド）を内服していました。左側誘導（図中では I，V5，V6）で凹レンズ状の ST 低下が認められます。T 波は，ST 分節に引っ張られて，その初期成分を陰性化させています。

NOTE

Na ポンプと Ca ポンプの連動

ジギタリスで Na ポンプを阻害すると細胞内に Na^+ が蓄積します。すると細胞は Na^+ を汲み出すために Ca ポンプを回して Ca^{2+} を汲み入れるので，結果的に細胞内 Ca^{2+} が蓄積します。これがジギタリスによる心筋収縮増強（陽性変力作用）の直接的な原因だと解釈されています。

抗不整脈薬の多くは Na チャネルを阻害しますが，その結果として Na^+ の流入量が減少すると，間接的に Ca ポンプが働きにくくなり，結果として細胞内 Ca^{2+} が蓄積すると解釈されます。細胞内 Ca^{2+} 濃度が上昇すると遅延後脱分極（DAD, delayed afterdepolarization）が起こりやすくなり，triggered activity（我が国ではとりあえず「撃発活動」あるいは「誘発活動」と訳されています）の原因になります。したがって，DAD のリスクファクターとしてはジギタリス，低 K 血症，および抗不整脈薬（特に Vaughan-Williams 分類 I a 群）などが列挙されます。

3-8 完全左脚ブロック──QRS波延長

■どんな病態
ヒス束・プルキンエ線維は右脚，左脚前枝，左脚後枝を形成していますが，これらのうち左脚の主幹部で伝導障害が生じた病態です．左脚ブロックと診断した場合は基質的心疾患（心筋障害）を疑う必要があります．主な疾患と病態生理には，左心室に対して圧負荷や容量負荷がかかる高血圧性心臓病や大動脈弁疾患（特に逆流症），心筋梗塞後の心室壁繊維化などが挙げられます．左脚ブロックは心筋障害が強い場合に起こることが多いので，心不全を起こしやすい状態，例えば，大量の点滴（輸液），低酸素状態，貧血，栄養低下，電解質の異常，高血圧などにも注意が必要です．

■診断基準
1）V6（またはV5）のQRS波が幅広い（0.12秒以上）
2）V6（またはV5）のQRS波に切れ込み（ノッチ，notch）があるか，rsR'型，またはRsr'型
3）V6（またはV5）でST低下と陰性T波を認める

■右脚ブロックと左脚ブロックの波形の違い
誘導Ⅰだけで診断できるといっても過言ではありません．幅広いS波があれば右脚ブロック（図3-17 A），幅広いR波があれば左脚ブロック（図3-17 B）です．rsR'波（またはRsr'波）がV1-V2にあるか，V5-V6にあるかによっても簡単に診断できます．

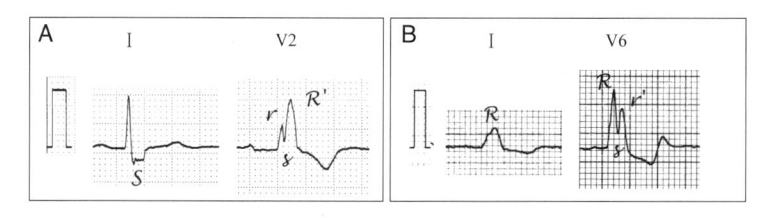

図3-17 右脚ブロックと左脚ブロックの相違点

■誘導Ⅰの幅広いR波のメカニズム
QRS波期の興奮伝導をイラストにすると図3-18のようになります．まず正常伝導の場合をコマ毎に解説します（図3-18上段）．
1）心室中隔が興奮し始める
2）興奮は左右脚に沿って素早く心内膜側心筋に伝導される
3）右室壁外膜側に興奮が到達した状態：このとき，左室壁には未興奮部

が残る
4）左右心室壁全体が興奮した状態：コマ3からコマ4までは，興奮波ベクトルはコマ3で興奮していなかった左室壁外膜側の興奮に由来する

次に完全左脚ブロックの場合をコマ毎に解説します（図3-18下段）。
1）心室中隔が興奮し始める
2）左脚を通って左心室壁に伝わるはずの興奮波が生じない（左脚ブロック）
3）右脚を経由した興奮波がブロック部を迂回し始める
4）迂回が完成寸前：右心室壁の興奮は外膜側に達する
5）迂回が完成し左心室壁の興奮が始まる
6）ようやく左心室壁全体が興奮。興奮波が進行している部分が左心室壁のみである時期（コマ4からコマ6に至る過程）が正常伝導の場合に比較して異常に長い。これがⅠ誘導の幅広いR波の原因となる

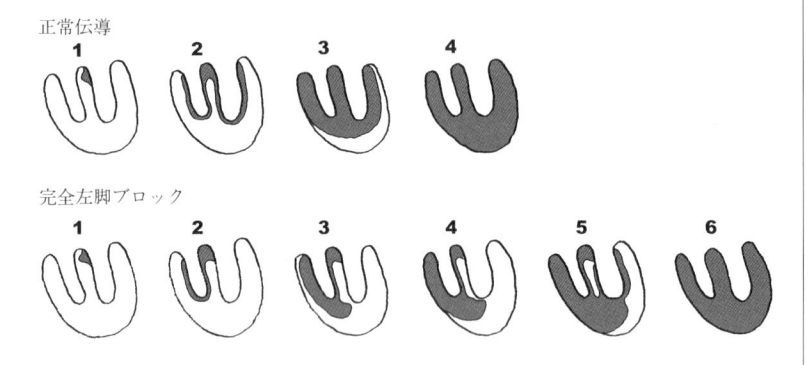

図3-18 完全左脚ブロックにおける心室内伝導
上段が正常伝導，下段が完全左脚ブロックの模式図。

■大動脈弁逆流症を基礎疾患とする完全左脚ブロック
症例は労作性呼吸困難を訴える86歳男性。10年以上前に大動脈弁逆流症を指摘され，数年前からは慢性心不全の急性増悪と寛解を繰り返していました。約2年前には感染性心内膜炎を起こした既往歴もあります。標準12誘導心電図（図3-19A）のQRS波は全誘導で異常に幅広く（0.15秒），ⅠでR型，Ⅱ，Ⅲ，およびaVFでrS型，V6でRsr'型です。ⅠとV6で陰性T波を伴ったST低下を認めます。電気軸（図3-19B）は-75度で高度左軸偏位を示しています。なお，心エコー検査の結果，駆出率が50％以下に低下していました。

■人工ペースメーカー植え込み術後の完全左脚ブロック
患者は30年以上の高血圧治療歴がある90歳女性。数年前から高度房室ブ

3-8 完全左脚ブロック――QRS波延長

A

I　II　III　aVR　aVL　aVF

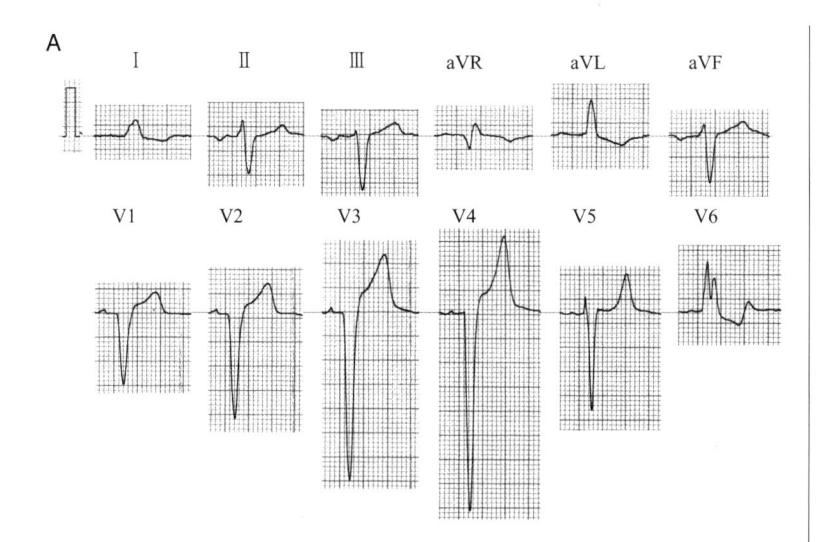

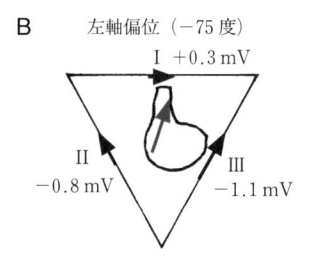

V1　V2　V3　V4　V5　V6

B　左軸偏位（−75度）

I　+0.3 mV
II　−0.8 mV
III　−1.1 mV

図3-19　完全左脚ブロック
標準12誘導心電図（A）と電気軸（B）。

ロックを伴う心不全発作を繰り返したためペースメーカー適応と診断され，シングルチェンバーのペースメーカー植え込み術を受けました（図3-20）。

| N | O | T | E |

シングルチェンバー
チェンバー（chamber）は「内腔」とか「部屋」という意味です。心房・心室どちらか一方のみをペーシングする場合がシングルチェンバー，両方の場合がデュアルチェンバーです。

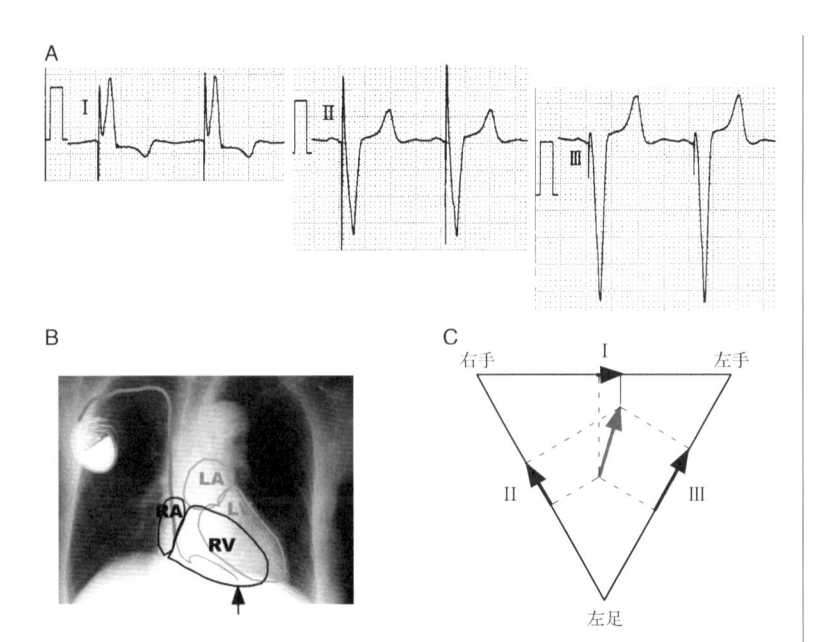

図 3-20 ペースメーカー植え込み後の完全左脚ブロック
標準四肢誘導（A），胸部X線写真（B），および電気軸（C）。QRS波の直前に認められる持続時間の短い上下波は心室ペーシング波です。リード線の先端は右心室の先端付近にあり，そこが刺激部位です。右心室筋が最初に興奮し，左心室筋の興奮開始が遅れるため，QRS波は完全左脚ブロック型を示し，電気軸は高度左軸偏位を示します。

補遺1　3軸基準系による電気軸測定の手順

■手順1

誘導Ⅰ，Ⅱ，Ⅲの組み合わせを決めます。図補遺-1に標準肢誘導Ⅰ，Ⅱ，ⅢのQRS波を模式的に示しました。計算しやすいように折れ線グラフにしていますが，矢印の時点で測定するとR波の高さは，誘導Ⅰが＋3単位，誘導Ⅱが＋4単位，誘導Ⅲが＋1単位です。値の大きい順にⅠとⅡを選びます。

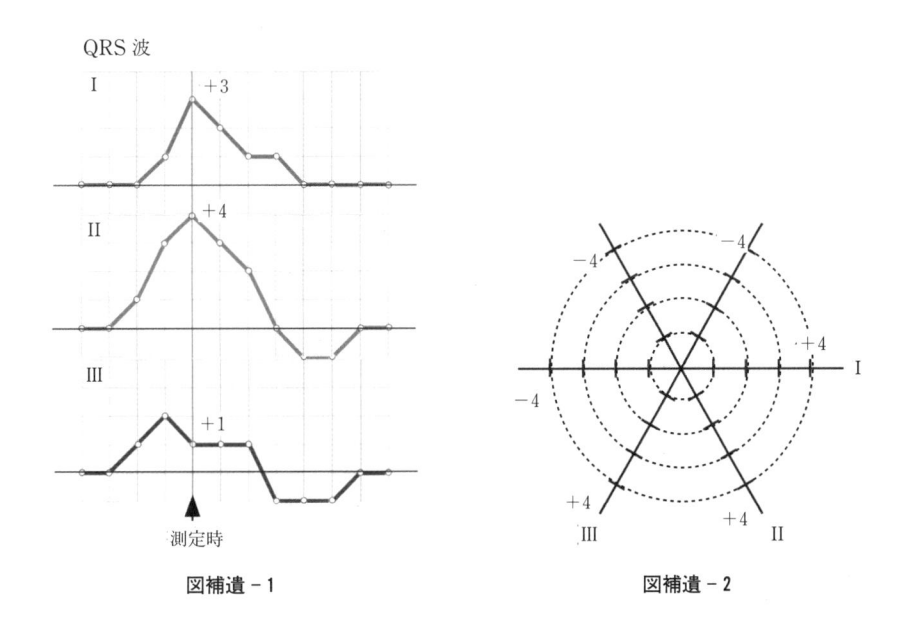

図補遺-1

図補遺-2

■手順2

3軸基準系を作図します。図補遺-2は1つの例ですが，角度60度で交わる3本の直線を描き，プラス・マイナスを考慮した目盛りを記入します。プラス・マイナスは図のように設定しなければなりませんが，1単位の長さは適当で構いません。コンパスを使用して目盛りを記入すると便利です。水平線が誘導Ⅰ，右下がりの線が誘導Ⅱ，右上がりの線が誘導Ⅲに相当します。直線の交点が中心点です。

■手順3

波の高さを記入します（図補遺-3）。具体的には，誘導Ⅰに＋3単位，誘導Ⅱに＋4単位と記入します。図では説明し易いように矢印を用いましたが，実際には目印を入れるだけで構いません。

■手順4

2本の垂線を立て，それらの交点を求めます（図補遺-4）。誘導Ⅰ＋3単位，誘導Ⅱ＋4単位に相当する箇所からそれぞれ垂線を立て，それらの交点を求め，中心点と交点を結びます。最後に直線の傾きθを測定します。ちなみに，この例では54度でした。

図補遺 - 3　　　　　　　　　　図補遺 - 4

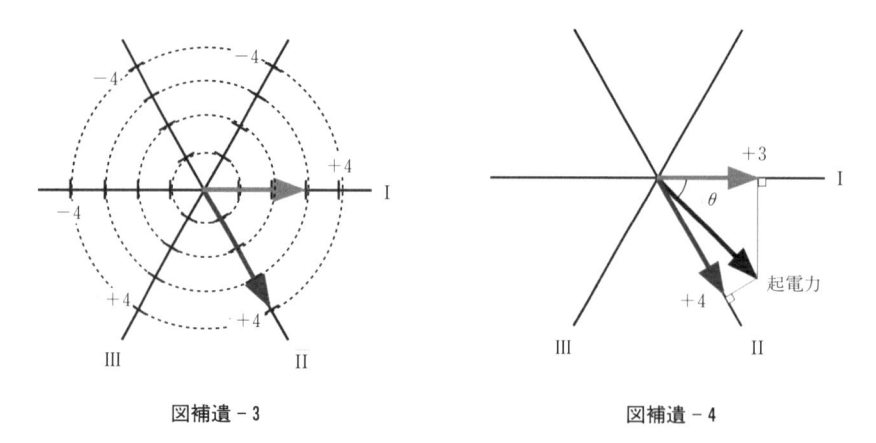

■手順5

誘導Ⅰと誘導Ⅱを用いて誘導Ⅲの波高を推定し，その値が実際の波形から得た値と一致するかを検算します（図補遺 - 5）。両者の不一致は作図の誤りを意味します。具体的には，求めた起電力の頂点から誘導Ⅲに相当する直線に垂線を下ろし，交点を求め，中心点と交点の長さを測ります。この例の場合，誘導Ⅲの波高は＋1単位と推定されました。推定値は実測値と完全に一致しました。つまり，作図が正しく行われたということです。

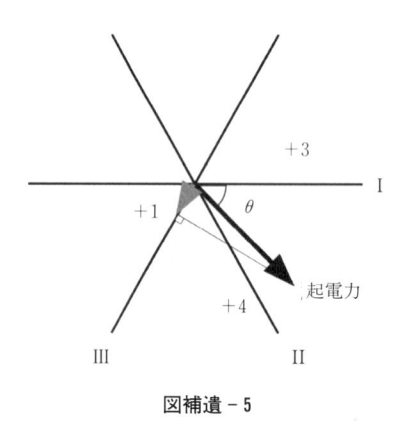

図補遺 - 5

■手順6

最後に3軸基準系上での作図（図補遺 - 6左）をアイントーフェンの正三角形に戻します（図補遺 - 6右）。各軸を平行移動させる方向は，Ⅰが上，Ⅱが左下，Ⅲが右下です。

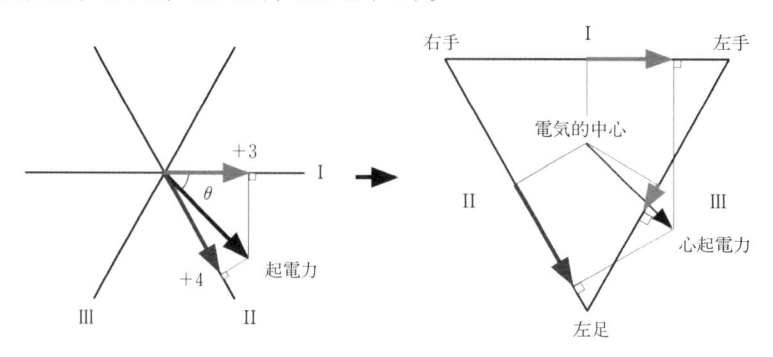

図補遺 - 6

補遺2　モニター心電図とホルター心電図

心電図には大きく分けて標準12誘導心電図，モニター心電図，ホルター心電図の3種類があります。このセクションではモニター心電図とホルター心電図の特徴を説明します。

■モニター心電図

モニター心電図は循環器系と呼吸器系疾患で急変が予想される場合に適応されます。しかし，心筋虚血と不整脈の診断（と治療の評価）ができるのみと割り切って考える方が無難でしょう。過度の期待は禁物です。標準12誘導のどの波形に類似させるかにより，多くの誘導法が考案されています（表補遺-1，図補遺-7）。アース電極の位置は左右の鎖骨下などの邪魔にならない場所が原則です。

表補遺-1　モニター心電図の代表的な誘導法とその特長

類似波形	誘導法名称	特徴
I	I	
II	ALS およびその変法	標準的な誘導
V5	CC 5	ST 偏位を検出しやすい ホルター ch 1 に多用される
V5	CM 5	CC 5 より P 波が大きい ホルター ch 1 に多用される
V5	CM 5 改	S 波強調のため CM 5 を改良
V2	NASA	体動に強く P 波の監視に適する ホルター ch 2 に多用される
V1	MCL 1（別名：マリオット誘導）	P 波が強調され不整脈の監視に適する
aVF	双極 aVF	下壁の ST 偏位を検出しやすい

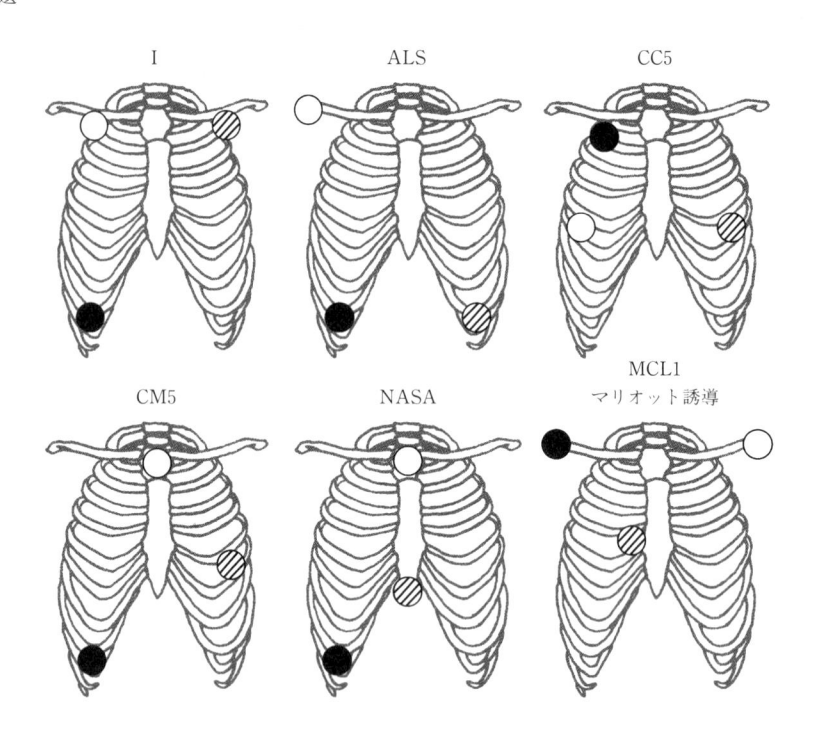

図補遺 - 7 モニター心電図の代表的な誘導法
注：アース電極の位置は上図通りでない場合もある。

■モニター心電図波形と標準 12 誘導心電図波形の比較

モニター心電図の誘導として ALS およびその変法を選んだ場合，得られた波形が標準 12 誘導心電図 II 波形に本当に類似するのかどうかを確かめてみましょう。検証例を 2 つ紹介します（図補遺 - 8，補遺 - 9）。

心電図 II 誘導波形（午前 7 時 30 分）

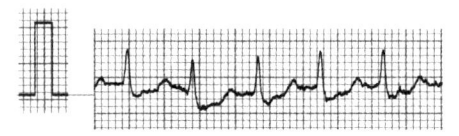

モニター心電図 ALS 誘導波形（午前 9 時 10 分）

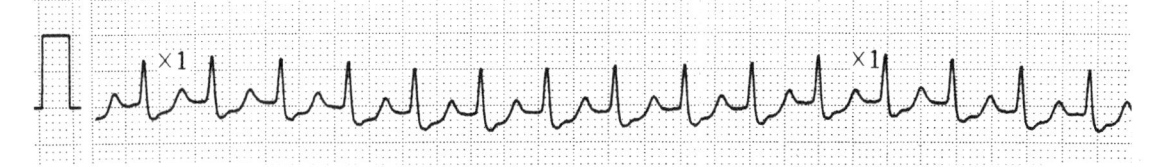

図補遺 - 8 検証例 1
骨折後のリハ目的で入院した 84 歳女性。軽度の大動脈弁閉鎖不全症を合併していました。早朝から胸部不快感の訴えがあり心電図検査により発作性上室性頻脈症（PSVT）と診断されました。その後モニターを装着しましたが，モニター波形は確かに II 波形に似ていました。

補遺2　モニター心電図とホルター心電図　83

モニター心電図 ALS

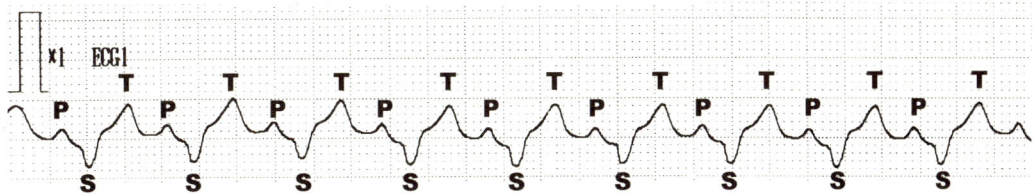

標準12誘導心電図 II

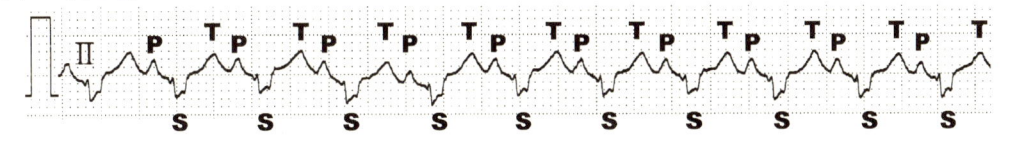

図補遺-9　検証例2
脳幹部梗塞後のリハ目的で入院した61歳男性。早朝に心拍数130 bpm以上の頻脈発作が出現したために心電図を記録してからモニターを装着しました。心電図診断は右脚ブロックを基礎にした洞性頻脈症ですが、検証例1と同様に、モニター波形は確かにII波形に似ていました。

■ホルター心電図

ホルター心電図は「24時間心電図」とも呼ばれるように、主として心拍動の日内変動を解析する検査方法です。オフラインで様々な波形解析が可能です。誘導は大きく分けて、1）ST変化を観察するための誘導と、2）P波を観察するための誘導に分かれます。前者にはCM5誘導やCS5誘導が、後者にはNASA誘導が選択されます（表補遺-2，図補遺-10）。アース電極の位置は左右の鎖骨下、あるいは肋骨弓下などの邪魔にならない場所を選びます。

表補遺-2　ホルター心電図の代表的な誘導法

誘　導	特　徴
CM 5 CC 5	標準12誘導心電図V5とほぼ同じ波形が得られる。ST変化の8割以上を捉えることができる。
NASA	もともと宇宙飛行士の心電図をモニターするために考案された誘導法で、P波を観察するのに適しており、このため失神やめまいの原因究明など不整脈の精査目的に使用される。心肺停止状態時にカウンターショックを行う場合にも邪魔になりにくい電極配置。

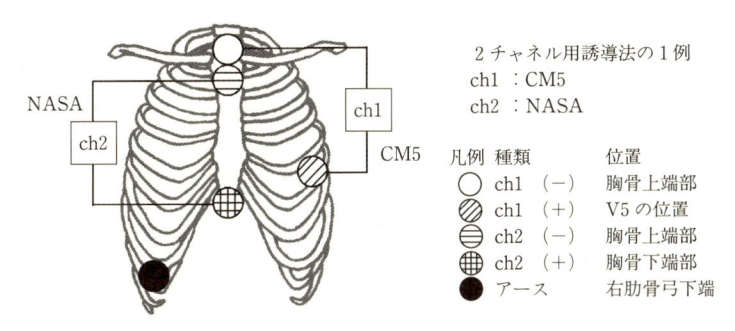

2チャネル用誘導法の1例
ch1：CM5
ch2：NASA

凡例　種類　　　　位置
○　ch1（−）　胸骨上端部
◍　ch1（＋）　V5の位置
⊖　ch2（−）　胸骨上端部
⊞　ch2（＋）　胸骨下端部
●　アース　　　右肋骨弓下端

図補遺-10　ホルター心電図の代表的な誘導法組み合わせ例

■ホルター心電図症例（CM 5）

心室性期外収縮が多発するためにホルター心電図が適応された症例です（図補遺-11）。検査の結果，期外収縮は多巣性で，しかもショートランが認められたため，β受容体遮断薬が処方されました。

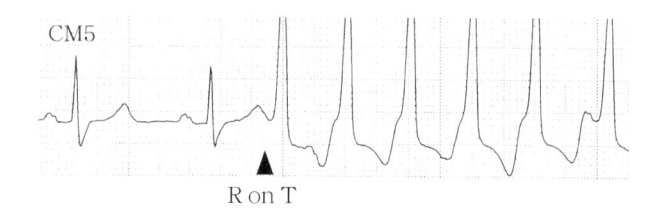

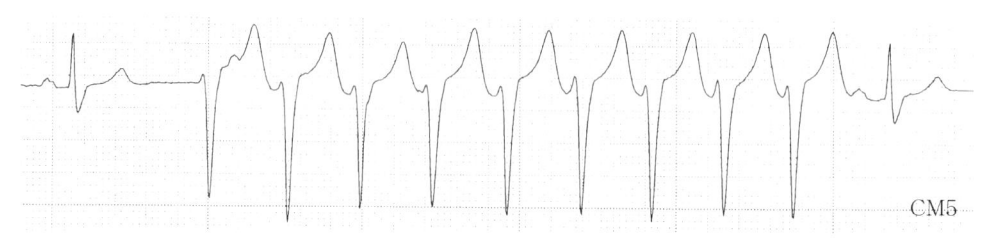

図補遺-11　心室性期外収縮のホルター心電図
不整脈の精密検査目的で入院した85歳女性。CM 5 誘導で捉えた心室性期外収縮のショートランです。
　上段にR on T（T波が終了する前にR波が始まったという意味で用いられる慣用語）が認められました。上段と下段では期外収縮波形が全く異なる点に注目してください。

索　引

あ行

アイントーフェンの正三角形　6, 80
アイントーフェンの法則　4-6
アセチルコリン　19
圧較差　38
圧受容器（伸展受容器）　21
イオンチャネル　7
移行帯　36, 37
異常Q波　47, 48
異所性心房調律（低位洞）　26
陰性T波　44, 45
インターカレイテッドディスク　13, 14
右胸心　16, 17
右房負荷　27
壊死層（dead zone）　47, 48
延髄　20, 21
延髄疑核　21
延髄孤束核　21
横位心　37

か行

活動電位　8, 11, 45, 54, 56, 59
カルタゲナー症候群　17
冠性T波　47-49
完全左脚ブロック　75-78
完全房室ブロック　31, 32
甘草　59
偽アルドステロン症　59
逆伝導性P波　23
脚ブロックとは　15
ギャップ結合（gap junction）　13, 14
虚血性心臓病　47
虚血層（ischemic zone）　48
キルヒホッフの法則　4-6
筋電図　3
結節性期外収縮　23
抗アレルギー薬　56
高血圧性心臓病　71
甲状腺機能亢進症　21
抗ヒスタミン薬　56
抗不整脈薬　56
交流アンプ　4
呼吸性不整脈　19, 20

コネキシン　14

さ行

再分極　7, 8
左室高電位　35
左室肥大　35
左房負荷　27
ジギタリス効果　73, 74
刺激伝導系　10-13
ジソピラミド　56, 57
時定数　4
遮断周波数　4
傷害層（injury zone）　40, 47
傷害電流　40, 47
徐脈性心房細動　61, 62
自律神経系　19-21
心起電力　8, 16, 33, 34
心筋梗塞　47, 48
人工ペースメーカー　11, 76, 78
深呼吸負荷　19-21
心室筋興奮時間　53
心室性期外収縮　23-25
心室性頻脈症　24, 69, 70
心嚢液貯留　72, 73
心拍数　19
心ベクトル　8
心房細動　61-64
心房性期外収縮　21
心房性T波　28
心房粗動　63, 64
ストレイン型ST低下　41
静止電位　7
正常層（normal zone）　48
生理的ペースメーカー　10, 11
早期興奮波　29
双極子　8, 9
双極誘導　2, 3
僧帽弁狭窄症　63, 64
僧帽弁閉鎖不全症　63

た行

大動脈弁狭窄症　38
多発性心室性期外収縮　25

単極胸部誘導　2, 3
単極肢誘導　2, 3
単極誘導　2, 3
低K血症　59, 60
低電位　36
デルタ波　29, 30
電気軸　15-17, 79, 80
電気的二重層　8, 9
動悸　23
洞機能不全症候群　65, 66
洞結節　10
洞性徐脈　22
洞性頻脈　21
時計回り　37

な行

内臓逆転症　17
ノルアドレナリン　19

は行

バゼット（Bazett）　53
反時計回り　37
ヒス束　10
標準肢誘導（双極誘導）　2, 3
頻脈性心房細動（rapid af）　61
副伝導路　29
プルキンエ線維　10
フレミングの法則　2
吻側延髄腹外側核　21
変動係数　20
房室結節（田原の結節）　10, 12, 13
房室ブロック　14, 30-32
補正QT時間　53
歩調取り　10
発作性上室性頻脈症　67-69
盆状降下　74
ホルター心電図　83, 84

ま行

慢性心房細動　62
迷走神経　20, 21
モニター心電図　81, 82

や行

薬物性LQT症例　56, 57
誘導法　2, 3
陽性T波　43, 44
容積導体　9

ら行

リウマチ性心臓病　63
リエントリー　68, 69
リスモダン　56
立位心（滴状心）　5

Ⅰ－Ⅱ＋Ⅲ＝0の法則　4-6
3軸基準系　79, 80
CPK高値　49
F波（粗動波）　63, 64
f波（細動波）　62
H1ブロッカー　56
Kent束　29, 30
LQT（long-QT syndrome）　55-57
M細胞　54-56, 58, 59
MobitzⅠ型　31
MobitzⅡ型　31
Naポンプ　74
P波　25-27
PQ時間　28
PSVT　67-69
QRS波　33
QRS波総電位　36
QT dispersion　56
QT延長　55-57
QT時間　53
RR間隔　20
rsR'型（またはRsr'型）　75
ST上昇　39, 40
ST低下　40, 41
ST分節　39
TdP（torsardes de pointes）　55
T波　43
U波　57
Wenckebach型　31
Wilsonの結合電極　3
WPW症候群　29

〈編著者紹介〉
時政孝行（ときまさ・たかゆき）
1981年久留米大学大学院修了。東海大学教授を経て，現在，久留米大学客員教授（生理学），八女リハビリ病院副院長。

〈共著者紹介〉
蓮尾　博（はすお・ひろし）
1982年久留米大学大学院修了。1995年より久留米大学准教授（医学部生理学講座）。

中田真詩（なかた・まさし）
1980年久留米大学医学部卒業。久留米大学医学部講師（内科学第三講座）を経て，1999年から中田循環科内科クリニック院長。日本内科学会認定医，日本循環器学会専門医。

葉　昌義（よう・まさよし）
1979年久留米大学医学部卒業。久留米大学医療センター循環器科長を経て，1995年から弘恵会ヨコクラ病院診療部長・久留米大学非常勤講師。日本循環器学会専門医，日本心血管インターベンション学会指導医。

なぜこうなる？ 心電図（しんでんず）［新装版］
——波形の成立メカニズムを考える——

2007年11月20日　初版発行
2011年3月31日　新装版発行

編著者　時　政　孝　行
発行者　五十川　直　行
発行所　(財)九州大学出版会

〒812-0053 福岡市東区箱崎7-1-146
　　　　　　九州大学構内
電話　092-641-0515（直通）
振替　01710-6-3677

印刷・製本／大同印刷㈱

© 2011 Printed in Japan　　　ISBN 978-4-7985-0057-7

高齢者医療ハンドブック

時政孝行 編著　　　　B6判・128頁・**1,680円**（税込）
石松　秀・林　篤正 共著　　ISBN 978-4-87378-947-7

本書は高齢者が罹りやすい疾患を，脳卒中の基礎疾患と合併症という切り口からまとめたものです。脳卒中後を4つの病期（急性・亜急性期，回復期，維持期，在宅療養期）に分けた場合，主として回復期から維持期にかかわる病態生理や治療のポイントがわかります。

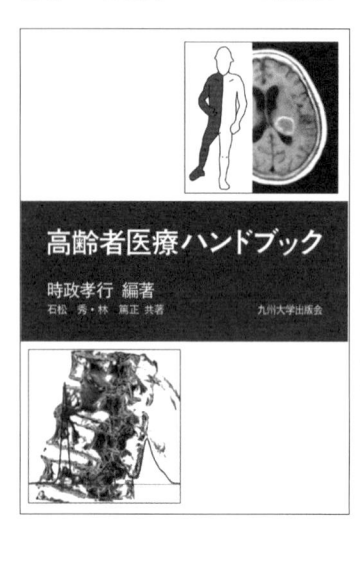

［主な内容］
高齢者医療
脳卒中
心房細動
高血圧
高血圧性心臓病
起立性低血圧症
痙攣（症候性てんかん）
慢性心不全
慢性閉塞性肺疾患（COPD）
慢性腎不全
肝硬変
糖尿病
パーキンソン病
脊椎圧迫骨折
麻痺性イレウス
下痢
栄養障害（ミネラル・ビタミン不足）
血小板減少症
前立腺肥大症
過活動膀胱
資料編

九州大学出版会